Berichte zur Lebensmittelsicherheit 2012

Berichte zur Lebensmittelsicherheit 2012

Zoonosen-Monitoring

Bericht gemäß § 10 Absatz 1 der AVV Zoonosen Lebensmittelkette

BVL-Reporte

IMPRESSUM

Bibliografische Information der Deutschen Bibliothek

Die Deutsche Bibliothek verzeichnet diese Publikation in der Deutschen Nationalbibliografie; detaillierte bibliografische Daten sind im Internet über http://dnb.ddb.de abrufbar.

ISBN 978-3-319-04408-8
ISBN 978-3-319-04409-5 (eBook)
DOI 10.1007/978-3-319-04409-5
Springer Basel Dordrecht London New York

Herausgeber: Bundesamt für Verbraucherschutz und Lebensmittelsicherheit (BVL)
                          Dienststelle Berlin
                          Mauerstraße 39–42
                          D-10117 Berlin

Schlussredaktion: Herr K. Bentlage (kb-lektorat), Frau Dr. S. Dombrowski (BVL, Pressestelle)

Koordination: Frau Dr. B. Pfefferkorn (BVL, Ref. 106)

Redaktionsgruppe: Frau Dr. A. Käsbohrer (BfR), Herr Dr. K. Lorenz (BVL, Ref. 106),
                          Frau Dr. B. Pfefferkorn (BVL, Ref. 106), Herr G. Sommerfeld (BVL, Ref. 107),
                          Herr PD Dr. B.-A. Tenhagen (BfR)

ViSdP: Frau N. Banspach (BVL, Pressestelle)
Umschlaggestaltung: deblik, Berlin
Titelbild: ©Tertman – Fotolia.com
Satz: le-tex publishing services GmbH

Gedruckt auf säurefreiem und chlorfrei gebleichtem Papier

Springer Basel ist Teil der Fachverlagsgruppe Springer Science+Business Media (www.springer.com)

Inhaltsverzeichnis

Einleitung

Zoonosen sind Krankheiten bzw. Infektionen, die auf natürlichem Weg direkt oder indirekt zwischen Menschen und Tieren übertragen werden können. Als Zoonoseerreger kommen Viren, Bakterien, Pilze, Parasiten oder Prionen in Betracht. Zoonoseerreger sind in Tierpopulationen weit verbreitet und können von Nutztieren, die in der Regel selbst keine Anzeichen einer Infektion oder Erkrankung aufweisen, z. B. während der Schlachtung und Weiterverarbeitung auf das Fleisch übertragen werden. Mit Zoonoseerregern kontaminierte Lebensmittel stellen eine wichtige Infektionsquelle für den Menschen dar. Die Kontamination mit Zoonoseerregern kann auf allen Stufen der Lebensmittelkette von der Erzeugung bis zum Verzehr erfolgen. Lebensmittelbedingte Infektionen verlaufen häufig mild. Je nach Virulenz des Erregers und Alter und Immunitätslage der infizierten Person können aber auch schwere Krankheitsverläufe mit zum Teil tödlichem Ausgang auftreten. Die Eindämmung von Zoonosen durch Kontrolle und Prävention ist ein zentrales nationales und europäisches Ziel. Um geeignete Maßnahmen zur Verringerung des Vorkommens von Zoonoseerregern bei Nutztieren und in Lebensmitteln festlegen und deren Wirksamkeit überprüfen zu können, ist die Überwachung von Zoonoseerregern auf allen Stufen der Lebensmittelkette von grundlegender Bedeutung.

Hierzu leistet das Zoonosen-Monitoring einen wichtigen Beitrag, indem repräsentative Daten über das Auftreten von Zoonoseerregern in Futtermitteln, lebenden Tieren und Lebensmitteln erhoben, ausgewertet und veröffentlicht werden und somit Kenntnisse über die Bedeutung verschiedener Lebensmittel als mögliche Infektionsquellen für den Menschen gewonnen werden. Mit der regelmäßigen Erfassung von Daten zu Zoonoseerregern gibt das Zoonosen-Monitoring außerdem Aufschluss über die Ausbreitungs- und Entwicklungstendenzen von Zoonosen.

Antibiotikaresistente Bakterien breiten sich immer weiter aus, wodurch die erfolgreiche Behandlung von Infektionskrankheiten zunehmend erschwert wird. Mit dem Resistenz-Monitoring als wichtigem Teil des Zoonosen-Monitorings werden repräsentative Daten für die Bewertung der aktuellen Situation sowie der Entwicklungstendenzen der Resistenz bei Zoonoseerregern und kommensalen Bakterien gegenüber antimikrobiellen Substanzen gewonnen. Eine Eindämmung der zunehmenden Resistenz von Bakterien gegenüber Antibiotika ist sowohl für den Erhalt der Gesundheit des Menschen als auch der Tiergesundheit von großer Bedeutung.

Berichte zur Lebensmittelsicherheit 2012, DOI 10.1007/978-3-319-04409-5_1,
© Bundesamt für Verbraucherschutz und Lebensmittelsicherheit (BVL) 2014

Die *Richtlinie 2003/99/EG zur Überwachung von Zoonosen und Zoonoseerregern* regelt das gemeinschaftliche Verfahren zur Überwachung von Zoonosen und verpflichtet die Mitgliedstaaten der EU, repräsentative und vergleichbare Daten über das Auftreten von Zoonosen und Zoonoseerregern sowie diesbezüglicher Antibiotikaresistenzen in Lebensmitteln, Futtermitteln und lebenden Tieren zu erfassen, auszuwerten und zu veröffentlichen, um Aufschluss über Entwicklungstendenzen und Quellen von Zoonosen und Zoonoseerregern zu erhalten.

Die *Allgemeine Verwaltungsvorschrift über die Erfassung, Auswertung und Veröffentlichung von Daten über das Auftreten von Zoonosen und Zoonoseerregern entlang der Lebensmittelkette (AVV Zoonosen Lebensmittelkette)* basiert auf der *Richtlinie 2003/99/EG* und bildet die Grundlage für das Zoonosen-Monitoring. Die *AVV Zoonosen Lebensmittelkette* regelt die Vorgehensweise bei der Planung, Koordinierung und Durchführung der Untersuchungen zum Zoonosen-Monitoring und für das anschließende Berichtswesen.

Vorrangig sollen diejenigen Zoonoseerreger überwacht werden, die eine besondere Gefahr für die menschliche Gesundheit darstellen. Im Anhang I Teil A der *Richtlinie 2003/99/EG* sind die in jedem Mitgliedstaat überwachungspflichtigen Zoonosen und Zoonoseerreger genannt. Weiterhin soll das Überwachungssystem das Erkennen aufkommender und neu aufkommender Zoonoseerreger erleichtern.

Die Überwachung erfolgt auf den Stufen der Lebensmittelkette einschließlich der Primärproduktion, die hinsichtlich des jeweiligen Zoonoseerregers am besten dafür geeignet sind. Die *Richtlinie 2003/99/EG* sieht vor, dass die Überwachung von Resistenzen gegen antimikrobiell wirksame Stoffe neben Zoonoseerregern auch andere Erreger erfasst, wenn diese eine Gefahr für die öffentliche Gesundheit darstellen. Insbesondere müssen die Mitgliedstaaten gewährleisten, dass das Überwachungssystem einschlägige Informationen über eine repräsentative Anzahl von Isolaten von *Salmonella* spp., *Campylobacter jejuni* und *Campylobacter coli* liefert, die von Rindern, Schweinen und Geflügel sowie von diesen Tieren gewonnenen Lebensmitteln stammen.

Berichte zur Lebensmittelsicherheit 2012, DOI 10.1007/978-3-319-04409-5_2,
© Bundesamt für Verbraucherschutz und Lebensmittelsicherheit (BVL) 2014

3.1 Organisation und Durchführung

Das Zoonosen-Monitoring wird von den Ländern im Rahmen der amtlichen Lebensmittel- und Veterinärüberwachung durchgeführt.

Der Entwurf des bundesweit gültigen Zoonosen-Stichprobenplans wird vom Bundesinstitut für Risikobewertung (BfR) jährlich neu erstellt und nach Konsultation der Länder vom Ausschuss Zoonosen beschlossen. Er enthält konkrete Vorgaben über die zu untersuchenden Zoonoseerreger, die zu überwachenden Tierpopulationen, die zu überwachenden Stufen der Lebensmittelkette, die Anzahl der zu untersuchenden Proben, die Probenahmeverfahren und die anzuwendenden Analyseverfahren. Bei der Erstellung des jährlichen Stichprobenplans lässt sich das BfR von einer Expertengruppe, die aus Sachverständigen der Länder besteht, beraten und berücksichtigt Vorgaben der Europäischen Kommission und Empfehlungen der Europäischen Behörde für Lebensmittelsicherheit (EFSA). Das BfR prüft, welche Proben aus sonstigen laufenden Monitoring-, Überwachungs- oder Bekämpfungsprogrammen dem Stichprobenplan angerechnet werden können. Von der Europäischen Kommission können für eine oder mehrere Zoonosen auch einheitliche Vorgaben für koordinierte Überwachungsprogramme festgelegt werden, wenn dies notwendig erscheint, um repräsentative und vergleichbare Daten zu erhalten. Die Länder, das Bundesministerium für Ernährung, Landwirtschaft und Verbraucherschutz (BMELV), das Bundesamt für Verbraucherschutz und Lebensmittelsicherheit (BVL), das Friedrich-Loeffler-Institut (FLI) und das Robert Koch-Institut (RKI) können Vorschläge zum Stichprobenplan machen. Die im Zoonosen-Monitoring von den Ländern ermittelten Untersuchungsergebnisse werden vom BVL gesammelt, ausgewertet, zusammengefasst und mit den Beiträgen des BfR im Bericht über die Ergebnisse des jährlichen Zoonosen-Monitorings veröffentlicht. Die Untersuchungseinrichtungen der Länder senden die bei den Untersuchungen gewonnenen Isolate an die im Zoonosen-Stichprobenplan festgelegten Nationalen Referenzlaboratorien des BfR. Diese führen im Rahmen der Risikobewertung eine weitergehende Charakterisierung der Isolate durch und untersuchen die Isolate auf ihre Resistenz gegen antimikrobielle Substanzen. Das BfR bewertet die Untersuchungsergebnisse und übermittelt sie gemäß den Bestimmungen des Artikels 9 der *Richtlinie 2003/99/EG* an die Europäische Behörde für Lebensmittelsicherheit (EFSA). Die EFSA fasst die Daten aller Mitgliedstaaten zusammen und veröffentlicht sie in ihrem jährlichen Bericht zu Zoonosen und lebensmittelbedingten Ausbrüchen in der EU, der die Grundlage für das Risikomanagement bezüglich Zoonoseerregern in der Europäischen Gemeinschaft bildet.

3.2 Zoonosen-Stichprobenplan 2012

Der Zoonosen-Stichprobenplan 2012 sah die Untersuchung von repräsentativen Proben aus Erzeugerbetrieben, dezentralen Ölmühlen, Schlachthöfen und aus dem Einzelhandel auf das Vorkommen von *Salmonella* spp., *Campylobacter* spp., *Listeria monocytogenes*, Methicillin-resistenten *Staphylococcus aureus* (MRSA) bzw. verotoxinbildenden *Escherichia coli* (VTEC) vor. Als Probenahmeorte auf der Ebene des Einzelhandels konnten auch Einfuhrstellen und der Großhandel gewählt werden, wenn es sich bei den beprobten Waren um Verpackungen für den Endverbraucher handelte. Auf der Ebene des Einzelhandels konnten auch importierte Lebensmittel berücksichtigt werden, wenn sie den Kriterien des Zoonosen-Stichprobenplans entsprachen.

Ziel der Untersuchungen war die Schätzung der Prävalenz der Erreger in spezifischen Erreger-Matrix-Kombinationen. Für die Probenahmen wurden jeweils die am besten geeigneten Stufen der Lebensmittelkette ausgewählt. Die Untersuchungen von Proben aus Erzeu-

Berichte zur Lebensmittelsicherheit 2012, DOI 10.1007/978-3-319-04409-5_3,
© Bundesamt für Verbraucherschutz und Lebensmittelsicherheit (BVL) 2014

Tab. 1 Übersicht über die im Zoonosen-Monitoring 2012 geplanten Untersuchungen mit Untersuchungszahlen nach Zoonosen-Stichprobenplan

Stufe der Lebensmittelkette	Tierart, Matrix		*Salmonella* spp.	*Campylobacter* spp.	*Listeria monocytogenes*	VTEC	MRSA	*Escherichia coli*
Erzeugerbetrieb	Mastputen[a]	Kot						x[b]
		Staub					x[c]	
	Zuchtputen[a]	Kot						x[d]
		Staub					x[d]	
	Mastkalb und Jungrind	Kot				384		204
		Staub					384	
	Blatt- und Kopfsalate (insb. Feldsalat, grüner Salat, Eisbergsalat, Rucola, Spinat)		384		384[g]	384		384[f]
Schlachthof	Mastputen	Blinddärme/-teile	384	384				204
		(Hals)haut	384	384			384	
	Mastkalb und Jungrind	Dickdarmteile		384		384		204
		Nasentupfer					384	
		Schlachtkörper				384	384	
dezentrale Ölmühlen[h]	Rapssaaten		120					
	Rapspresskuchen		120					
Einzelhandel	Kalb- und Jungrindfleisch	frisches Fleisch	384	384[e]		384	384	384
	Putenfleisch	frisches Fleisch dt. Herkunft	384	384[e]			384	384
		frisches Fleisch anderer Herkunft	384	384[e]			384	384
	Fleisch von Wildwiederkäuern	frisches Fleisch	384	384[e]		384		384
	Blatt- und Kopfsalate (insb. Feldsalat, grüner Salat, Eisbergsalat, Rucola, Spinat)		384		384[g]	384		384[f]

[a] Es konnten die Proben, die gemäß der *Salmonellen-Bekämpfungsverordnung (EG) Nr. 584/2008* zu entnehmen waren, verwendet werden.
[b] Ein Probenumfang von 204 wurde angestrebt.
[c] Ein Probenumfang von 384 wurde angestrebt.
[d] Ein Probenumfang von 120 wurde angestrebt.
[e] Die Untersuchung von tiefgefrorenen Proben auf *Campylobacter* spp. ist freiwillig, weshalb der Probenumfang nicht erreicht werden muss.
[f] Quantitative Untersuchung
[g] Jeweils qualitative und quantitative Untersuchung
[h] Programm über 2 Jahre

gerbetrieben und an den Schlachtbetrieben zu Beginn oder während des Schlachtprozesses zielten darauf ab, das Vorkommen der Erreger in der Primärproduktion bzw. den Eintrag der Erreger in den Schlachthof abzuschätzen. Mit der Beprobung am Ende des Schlachtprozesses (nach der Kühlung und vor der Weiterverarbeitung) wurde die Übertragung der Erreger auf das Fleisch und in die weitere Verarbeitung beurteilt. Die Untersuchungen im Einzelhandel waren darauf ausgerichtet, den Kontaminationsstatus, mit dem Lebensmittel zum Verbraucher gelangen, abzuschätzen. Erstmalig wurden im Zoonosen-Monitoring auch Futtermittel untersucht. Die Untersuchungen an dezentralen Ölmühlen werden in den Jahren 2012 und 2013 durchgeführt und zielen darauf ab, zum einen den Eintrag von Zoonoseerregern in die Futtermittelproduktion abzuschätzen und zum anderen die Belastung des Futtermittels mit den Erregern und den möglichen Eintrag in die Tierbestände zu beurteilen. Während die Untersuchungen zum Vorkommen von MRSA im Rahmen des Zoonosen-Monitorings 2012 dazu dienten, den Kenntnisstand über die Verbreitung dieser Keime zu erweitern, wurden die übrigen Erreger ausgewählt, weil es sich um bedeutende über Lebensmittel übertragbare Zoonoseerreger handelt, die im Anhang I Teil A der *Richtlinie 2003/99/EG* als überwachungspflichtige Erreger aufgelistet sind.

Tab. 2 Übersicht über die im Zoonosen-Monitoring 2012 festgelegten Resistenzuntersuchungen

Tierart bzw. Lebensmittel	Herkunft der Isolate	Erreger
Im Erzeugerbetrieb		
Legehennen	Bekämpfungsprogramm gemäß VO (EG) Nr. 2160/2003;	*Salmonella* spp.
Masthähnchen	Bekämpfungsprogramm gemäß VO (EG) Nr. 2160/2003;	*Salmonella* spp.
Mastputen	Bekämpfungsprogramm gemäß VO (EG) Nr. 2160/2003; erweitert um kommensale *E. coli* und MRSA	*Salmonella* spp., kommensale *E. coli*, MRSA
Zuchtputen	Bekämpfungsprogramm gemäß VO (EG) Nr. 2160/2003; erweitert um kommensale *E. coli* und MRSA	*Salmonella* spp., kommensale *E. coli*, MRSA
Mastkälber und Jungrinder	Nationales Zoonosen-Monitoring	VTEC, kommensale *E. coli*, MRSA
Blatt- und Kopfsalate	Nationales Zoonosen-Monitoring	*Salmonella* spp., kommensale *E. coli*, VTEC
Am Schlachthof		
Mastputen: Blinddarm	Nationales Zoonosen-Monitoring	*Salmonella* spp., *Campylobacter* spp., kommensale *E. coli*
Halshaut	Nationales Zoonosen-Monitoring	*Salmonella* spp., *Campylobacter* spp., MRSA
Mastkälber und Jungrinder: Dickdarmteile	Nationales Zoonosen-Monitoring	*Campylobacter* spp., kommensale *E. coli*, VTEC
Schlachtkörper	Nationales Zoonosen-Monitoring	VTEC, MRSA
Nasentupfer	Nationales Zoonosen-Monitoring	MRSA
Im Einzelhandel		
Kalb- und Jungrindfleisch	Nationales Zoonosen-Monitoring	*Salmonella* spp., *Campylobacter* spp., MRSA, VTEC, kommensale *E. coli*
Putenfleisch	Nationales Zoonosen-Monitoring	*Salmonella* spp., *Campylobacter* spp., MRSA, kommensale *E. coli*
Fleisch von Wildwiederkäuern	Nationales Zoonosen-Monitoring	*Salmonella* spp., *Campylobacter* spp., VTEC, kommensale *E. coli*
Blatt- und Kopfsalate	Nationales Zoonosen-Monitoring	*Salmonella* spp., kommensale *E. coli*, VTEC

Der Zoonosen-Stichprobenplan 2012 sah weiterhin die Untersuchung von *Salmonella* spp., *Campylobacter* spp., MRSA, kommensalen *Escherichia* (*E.*) *coli* und VTEC auf ihre Resistenz gegen antimikrobielle Substanzen vor. Untersuchungen zu kommensalen *E. coli* wurden im Zoonosen-Monitoring 2012 durchgeführt, um ergänzend zu den Zoonoseerregern auch die Resistenzsituation bei diesen Kommensalen zu überwachen, da sie als Indikatorkeime für den vorliegenden Selektionsdruck gelten. Für den gesundheitlichen Verbraucherschutz sind sie von besonderem Interesse, weil sie ein Reservoir von Resistenzgenen bzw. Resistenzmechanismen darstellen, die im Zuge des horizontalen Gentransfers auf andere, auch pathogene Keime übertragen werden können. Ziel dieser regelmäßigen Untersuchungen von kommensalen *E. coli* hinsichtlich ihrer Empfindlichkeit gegenüber Antibiotika ist das Erkennen von Entwicklungstendenzen und neu auftretenden Resistenzen. Außerdem wurde bei den im Zoonosen-Monitoring 2012 zu beprobenden Blatt- und Kopfsalaten eine quantitative Untersuchung auf kommensale *E. coli* durchgeführt, um die Belastung dieser Lebensmittel mit dem Kommensalen abschätzen zu können.

Die Zuordnung der Probenzahlen zu den Bundesländern erfolgte auf Ebene der Erzeugerbetriebe von Kälbern, Jungrindern und Mastputen anteilig nach der Zahl der gehaltenen Tiere bzw. Haltungsplätze für die betreffende Tierart, auf Schlachthofebene anteilig nach den Schlachtzahlen und im Bereich des Einzelhandels anteilig nach der Bevölkerungszahl. Für Erzeugerbetriebe von Zuchtputen wurde eine Totalerhebung (Zensus) vorgesehen. Bei der anteiligen Verteilung der Proben, die aus Erzeugerbetrieben von Kopf- und Blattsalaten zu entnehmen waren, wurde die Anbaufläche für Gemüse und Erdbeeren im jeweiligen Land zugrunde gelegt. Die Zuordnung der Probenzahlen für Rapssaat und Rapspresskuchen zu den Ländern richtete sich nach der Anbaufläche für Raps.

Der Probenumfang wurde so gewählt, dass die Prävalenz der jeweiligen Erreger bei einer Prävalenz von 50 % und einer Vertrauenswahrscheinlichkeit von 95 % zumindest mit einer Genauigkeit von 5 % geschätzt werden kann.

In Tabelle 1 sind die im Zoonosen-Monitoring 2012 durchgeführten Untersuchungsprogramme zusammengefasst. Tabelle 2 gibt eine Übersicht über das im Zoonosen-Stichprobenplan festgelegte Resistenz-Monitoring für 2012.

Salmonella spp.

Untersuchungen zum Vorkommen von *Salmonella* spp. erfolgten auf der Ebene der Primärproduktion in Proben aus Erzeugerbetrieben von fertig für die Abgabe an den Handel vorbereiteten Blatt- und Kopfsalaten (insbesondere Feldsalat, grüner Salat, Eisbergsalat, Rucola, Spinat). Diese wurden durch Untersuchungen von Proben von Blatt- und Kopfsalaten auf der Ebene des Einzelhandels ergänzt. An dezentralen Ölmühlen, die das Kaltpressverfahren anwenden, wurden die zur Rapsölgewinnung eingesetzten Saaten und der als Beiprodukt entstehende und als Futtermittel verwendete Rapspresskuchen der zugehörigen Charge auf das Vorkommen von *Salmonella* spp. untersucht. Da dieses Programm auf 2 Jahre angelegt ist, erfolgt eine Berichterstattung erst nach Abschluss der Untersuchungen im folgenden Jahr. An Schlachthöfen wurden bei Mastputen je Schlachtcharge der Blinddarminhalt von 10 Tieren und die Haut eines Schlachtkörpers auf das Vorkommen von *Salmonella* spp. untersucht. Diese Probenahmen wurden begleitet von Untersuchungen von Proben von frischem Putenfleisch aus dem Einzelhandel. Hierbei sollte sowohl Fleisch aus Deutschland als auch Ware nichtdeutscher Herkunft berücksichtigt werden. Auf der Ebene des Einzelhandels wurden des Weiteren Proben von frischem Kalb- und Jungrindfleisch und von frischem Fleisch von Wildwiederkäuern für die Untersuchung auf *Salmonella* spp. entnommen.

Campylobacter spp.

Das Vorkommen von *Campylobacter* spp. wurde auf der Ebene des Schlachthofes in Proben von Mastputen und Mastkälbern bzw. Jungrindern untersucht. Von Mastputen wurden je Schlachtcharge der Blinddarminhalt von 10 Tieren und die Haut eines Schlachtkörpers und von Mastkälbern bzw. Jungrindern Dickdarminhalt auf das Vorkommen von *Campylobacter* spp. untersucht. Auf der Ebene des Einzelhandels erfolgte eine Beprobung von frischem Puten-, Kalb-, bzw. Jungrind- und Wildwiederkäuerfleisch für die Untersuchung auf *Campylobacter* spp. Bezüglich der Untersuchungen von frischem Putenfleisch sollte sowohl Ware aus Deutschland als auch Ware nichtdeutscher Herkunft beprobt werden.

Listeria monocytogenes

Auf der Ebene der Primärproduktion wurden Proben von fertig für die Abgabe an den Handel vorbereiteten Blatt- und Kopfsalaten (insbesondere Feldsalat, grüner Salat, Eisbergsalat, Rucola, Spinat) auf *Listeria monocytogenes* untersucht. Diese wurden von Untersuchungen von Proben von Kopf- und Blattsalaten aus dem Einzelhandel auf *Listeria monocytogenes* begleitet. An diesen Proben erfolgte neben einer Bestimmung der Prävalenz der Erreger auch eine Keimzahlbestimmung von *Listeria monocytogenes*.

Verotoxinbildende *Escherichia coli* (VTEC)

Auf der Ebene der Primärproduktion wurden Poolproben von Kot von Mastkälbern und Jungrindern im Alter bis zu 12 Monaten aus Betrieben mit mindestens 20 Mastplätzen auf VTEC untersucht. Dies wurde von Untersuchungen am Schlachthof von Proben von Dickdarminhalt und Schlachtkörpern und im Einzelhandel von Proben von frischem Fleisch von Mastkälbern bzw. Jungrindern auf VTEC begleitet. Auf der Ebene der Erzeugerbetriebe erfolgte außerdem eine Beprobung von fertig für die Abgabe an den Handel vorbereiteten Blatt- und Kopfsalaten (insbesondere Feldsalat, grüner Salat, Eisbergsalat, Rucola, Spinat) für die Untersuchung auf VTEC. Diese wurden durch Untersuchungen von Proben von Blatt- und Kopfsalaten auf der Ebene des Einzelhandels ergänzt. Des Weiteren wurden Proben von frischem Fleisch von Wildwiederkäuern aus dem Einzelhandel auf das Vorkommen von VTEC untersucht.

Methicillin-resistente *Staphylococcus aureus* (MRSA)

Die Untersuchung auf MRSA erfolgte auf der Ebene der Primärproduktion in Staubproben aus Mast- und Zuchtputenbeständen sowie aus Erzeugerbetrieben von Mastkälbern und Jungrindern im Alter bis zu 12 Monaten mit mindestens 20 Mastplätzen. Ergänzend hierzu wurden an Schlachthöfen Hautproben von Mastputenschlachtkörpern sowie Nasentupfer und Schlachtkörperproben von Mastkälbern und Jungrindern entnommen und auf das Vorkommen von MRSA untersucht. Auf der Ebene des Einzelhandels wurden des Weiteren Proben von Puten- und Kalb- bzw. Jungrindfleisch auf MRSA untersucht.

Kommensale *Escherichia coli*

In Proben von Blatt- und Kopfsalaten aus Erzeugerbetrieben und aus dem Einzelhandel erfolgte eine quantitative Untersuchung auf kommensale *E. coli*, um die Belastung mit diesem Kommensalen abschätzen zu können.

Für die Untersuchung auf das Vorkommen von Resistenzen wurden Isolate von kommensalen *E. coli* auf der Ebene der Primärproduktion aus Kotproben von Mastputen, Zuchtputen, Mastkälbern und Jungrindern, an Schlachthöfen aus Proben von Blinddärmen von Mastputen und aus Dickdarmproben von Mastkälbern und Jungrindern und im Einzelhandel aus Proben von frischem Puten-, Kalb- bzw. Jungrind- und Wildwiederkäuerfleisch gewonnen.

Datenerhebung

Um eine Aussage über den Einfluss unterschiedlicher Haltungsformen der beprobten Tiere bzw. unterschiedlicher Anbauformen der beprobten Ware auf die Kontaminationsrate mit verschiedenen Zoonoseerregern treffen zu können, sollte bei der Probenahme auf allen Ebenen der Lebensmittelkette erfasst werden, ob die Tiere bzw. Ware aus ökologischer oder konventioneller Erzeugung stammten. Bei den Proben aus Erzeugerbetrieben von Blatt- und Kopfsalaten sollte zusätzlich erfasst werden, ob die Ware im Freiland oder Gewächshaus produziert wurde. Bei den Proben aus Erzeugerbetrieben von Mastkälbern bzw. Jungrindern war zwischen Proben von Tieren aus reiner Stallhaltung und Proben von Tieren mit Weidehaltung zu unterscheiden. Analog hierzu sollte bei der Probenahme von frischem Fleisch von Wildwiederkäuern möglichst zwischen Fleisch von freilebendem Wild und Farmwild bzw. Gatterwild unterschieden werden. Weiterhin war der Vertriebsweg mitzuerfassen, um abschätzen zu können, ob sich die unterschiedlichen Hygieneanforderungen, die für direkt vermarktetes Wildfleisch im Vergleich zu Wildfleisch, das über Wildbearbeitungsbetriebe in den Verkehr gebracht wird, gelten, auf die Kontamination des Fleisches mit Zoonoseerregern auswirken. Bei allen Proben sollte außerdem das Herkunftsland der beprobten Ware erfasst werden, um mögliche Unterschiede in der Nachweisrate der Zoonoseerreger in den Proben erkennen zu können, die mit unterschiedlichen Haltungsbedingungen in Zusammenhang stehen. Aufgrund der unterschiedlichen gesetzlichen Bestimmungen zur Kennzeichnung von Fleisch bezogen sich diese Angaben bei den Proben von frischem Kalb- und Jungrindfleisch auf das Land, in dem die Tiere geboren sind bzw. aufgezogen wurden, von denen das Fleisch stammte, und bei frischem Putenfleisch und frischem Wildwiederkäuerfleisch auf das Land, in dem die Ware zerlegt bzw. das Tier (bei Putenfleisch) geschlachtet wurde. An Schlachthöfen sollte das Herkunftsland vom Haltungsbetrieb der beprobten Tiere angegeben werden. Um die Auswirkungen unterschiedlicher Kühltechniken auf die Nachweisraten von Zoonoseerregern auf den Schlachtkörpern von Mastputen abschätzen zu können, war zudem die Art der angewandten Kühlung zu erfassen. Die Darm- bzw. Nasentupferproben und die Schlachtkörperproben sollten bei Mastputen und bei Mastkälbern und Jungrindern jeweils aus derselben Schlachtcharge genommen werden, um einen Vergleich zwischen den eingetragenen und den auf die Schlachtkörper verschleppten Erregern vornehmen zu können.

3.3 Untersuchungsmethoden

3.3.1 Erregernachweis

Der Zoonosen-Stichprobenplan enthält Vorgaben zu den anzuwendenden Untersuchungsverfahren. Dabei wurden, soweit vorhanden, international standardisierte mikrobiologische Nachweismethoden sowie Empfehlungen der EFSA als Referenzverfahren herangezogen. Grundsätzlich konnten auch andere gleichwertige Untersuchungsverfahren angewendet werden.

Die Untersuchungen im Rahmen des Zoonosen-Monitorings erfolgten länderseitig in den jeweiligen amtlichen Untersuchungseinrichtungen. Einzelheiten zu den im Zoonosen-Stichprobenplan 2012 vorgeschlagenen Untersuchungsmethoden können der Tabelle 3 entnommen werden.

3.3.2 Resistenztestung

Alle ausgewählten Isolate von *Salmonella* spp., *Campylobacter jejuni*, *Campylobacter coli*, *E. coli* (Kommensale und VTEC) sowie MRSA wurden mittels der vorgesehenen, international anerkannten, quantitativen Verfahren für die Resistenzbestimmung (Bouillonmikrodilutionsmethode nach ISO 20776-1:2006 bzw. CLSI M31-A3) im Nationalen Referenzlabor (NRL) für Antibiotikaresistenz bzw. im NRL für Campylobacter untersucht.

Tab. 3 Untersuchungsmethoden zum Erregernachweis in den unterschiedlichen Matrizes

Erreger	Untersuchungsmethode/weiterführende Bestimmung	Tierart/Matrix/Probenahmeort und Probenahmemenge
Salmonella spp.	EN/ISO 6579:2002 + A1:2007 Anhang D (ggf. vorab PCR mit Bestätigung positiver Proben) zumindest Serovarbestimmung	• Pool des Inhalts von 10 Blinddärmen (mindestens 30 g Zäkuminhalt) von Mastputen am Schlachthof
	EN/ISO 6579:2002 (ASU § 64 LFGB, L00.00-20) (ggf. vorab PCR mit Bestätigung positiver Proben) zumindest Serovarbestimmung	• Blatt- und Kopfsalate • mindestens 30 g Halshaut oder Haut von einer Körperseite von Mastputen am Schlachthof nach dem Kühlen, vor der Weiterverarbeitung (Einfrieren, Zerlegen, Verpacken) • Rapssaat, die in der Ölmühle verarbeitet wird • Rapspresskuchen aus der der Rapssaat zugehörigen Charge nach dessen Abkühlung • frisches Putenfleisch mit oder ohne Haut • frisches Kalb- und Jungrindfleisch • frisches Fleisch von Wildwiederkäuern
Campylobacter spp.	ISO 10272-1:2006 (Nachweis) (ASU §64 LFGB, L00.00-107) zumindest Speziesbestimmung	• mindestens 30 g Halshaut oder Haut von einer Körperseite von Mastputen am Schlachthof nach dem Kühlen, vor der Weiterverarbeitung (Einfrieren, Zerlegen, Verpacken) • Pool des Inhalts von 10 Blinddärmen (mindestens 30 g Zäkuminhalt) von Mastputen am Schlachthof • Nasentupfer aus beiden Nasenöffnungen eines Mastrindes nach der Betäubung am Schlachthof • 4 Gewebeproben mit einer Gesamtfläche von 20 cm^2 von Schlachtkörpern von Mastkälbern und Jungrindern. Die Probenahmestellen sollten vorzugsweise nach der Norm ISO 17604 für destruktive Verfahren ausgewählt werden • Teile des Dickdarms mit Inhalt (ca. 50 g) von Mastkälbern und Jungrindern am Schlachthof • frisches Putenfleisch mit oder ohne Haut • frisches Kalb- und Jungrindfleisch • frisches Fleisch von Wildwiederkäuern
	Ergänzend sollten die aufbereiteten Proben auch direkt auf mCCDA ausgestrichen und bei 37 °C für 48 h mikroaerob bebrütet werden, damit auch nicht thermophile Campylobacter detektiert werden können	• 4 Gewebeproben mit einer Gesamtfläche von 20 cm^2 von Schlachtkörpern von Mastkälbern und Jungrindern. Die Probenahmestellen sollten vorzugsweise nach der Norm ISO 17604 für destruktive Verfahren ausgewählt werden • Proben von Teilen des Dickdarms mit Inhalt (ca. 50 g) von Mastkälbern und Jungrindern am Schlachthof
Listeria monocytogenes	EN/ISO 11290-1 (Nachweis) (ggf. vorab PCR mit Bestätigung positiver Proben) EN/ISO 11290-2: (Quantifizierung)	• Blatt- und Kopfsalate

Tab. 3   (Fortsetzung)

Erreger	Untersuchungsmethode/weiterführende Bestimmung	Tierart/Matrix/Probenahmeort und Probenahmemenge
verotoxin-bildende *Escherichia coli* (VTEC)	Methode nach DIN 10118 (ASU §64 LFGB L00.00-92) oder ASU §64 LFGB L07.18-1 oder Protokoll des BfR zur Isolierung von shigatoxinbil-denden *E. coli* (STEC) nach Identifikation mittels Stx-PCR (2011)	• Poolprobe (Sammeltupfer) von Kot (> 25 g) von Kotplätzen von Mastrindern in Gruppenhaltung. Jede gepoolte Probe sollte mindestens 10 Tiere erfassen. Alternativ konnte auch jeweils 1 Kottupfer von 10 Tieren aus dem Enddarm entnommen und als Pool (> 25 g) untersucht werden. • Teile des Dickdarms mit Inhalt (ca. 50 g) von Mastkälbern und Jungrindern am Schlachthof • 4 Gewebeproben mit einer Gesamtfläche von 20 cm² von Schlachtkörpern von Mastkälbern und Jungrindern. Die Probenahmestellen sollten vorzugsweise nach der Norm ISO 17604 für destruktive Verfahren ausgewählt werden • frisches Kalb- und Jungrindfleisch • frisches Fleisch von Wildwiederkäuern
	Protokoll des BfR zur Anreicherung und Isolierung von STEC/VTEC aus pflanzlichen Lebensmitteln	• Blatt- und Kopfsalate
Methicillin-resistente *Staphylococcus aureus* (MRSA)	Nach Methodenvorschrift BfR (aktualisierte Fassung mit Stand vom 06.02.2012) Hinweis: Mit dieser Methode werden MRSA-verdächtige *Staphylococcus aureus* nachgewiesen. Der endgültige Nachweis von MRSA erfolgt durch den Nachweis der Kombination eines speziesspezifischen Gens mit dem Resistenzgen[a]	• Staub aus Erzeugerbetrieben von Mastputen, Zuchtputen und Mastkälbern bzw. Jungrindern • mindestens 30 g Halshaut oder Haut von einer Körperseite von Mastputen am Schlachthof nach dem Kühlen, vor der Weiter-verarbeitung (Einfrieren, Zerlegen, Verpacken) • Nasentupfer aus beiden Nasenöffnungen eines Mastkalbes/Jung-rindes nach der Betäubung am Schlachthof • 4 Gewebeproben mit einer Gesamtfläche von 20 cm² von Schlachtkörpern von Mastkälbern und Jungrindern. Die Probenahmestellen sollten vorzugsweise nach der Norm ISO 17604 für destruktive Verfahren ausgewählt werden • frisches Putenfleisch mit oder ohne Haut • frisches Kalb- und Jungrindfleisch
Escherichia coli	Es wird keine spezifische Methode vorgeschrieben, für Kotproben wird ein Direktausstrich einer geringen Kotmenge direkt auf einem geeigneten Selektivmedi-um empfohlen	• Kot aus Mastputen-, Zuchtputen- und Mastkälber- bzw. Jungrinderbeständen • Pool des Inhalts von 10 Blinddärmen (mindestens 30 g Zäkum-inhalt) von Mastputen am Schlachthof • Teile des Dickdarms mit Inhalt (ca. 50 g) von Mastkälbern und Jungrindern am Schlachthof • frisches Putenfleisch mit oder ohne Haut • frisches Kalb- und Jungrindfleisch • frisches Fleisch von Wildwiederkäuern

[a] Aufgrund der hohen Bestätigungsrate der eingesandten Isolate (ca. 95 %), wird im vorliegenden Bericht jeweils über MRSA berichtet, obwohl die Länder MRSA-verdächtige Befunde melden.

Alle ausgewählten Isolate wurden dem am BfR eta-blierten Untersuchungsspektrum antimikrobieller Sub-stanzen unterzogen. Hierfür wurden die fertig konfek-tionierten Plattenformate EUMVS2 (*Salmonella* spp. und *E. coli*), EUCAMP (*Campylobacter* spp.) und EUST (MRSA) der Firma TREK Diagnostic Systems, Magellan Bios-ciences, Inc. verwendet.

Die Testung von *Salmonella* spp. auf Resistenzen er-folgte auf Basis der *Entscheidung 2007/407/EG*, in der einheitliche Untersuchungsverfahren, zu testende Wirk-stoffe sowie die Bewertungskriterien in der Entscheidung festgelegt sind. Die *Entscheidung 2007/407/EG* schreibt für das Jahr 2012 vor, dass – soweit verfügbar – min-destens 170 Isolate von *Salmonella* spp. jeweils aus den Bekämpfungsprogrammen bei Legehennen, Masthähn-chen und Mastputen für die Resistenztestung eingesetzt werden. Hierbei soll aus einer Herde je Serovar jeweils nur 1 Isolat zur Untersuchung gelangen.

Die Testung von *Campylobacter* spp. auf Resistenzen erfolgt auf Basis der *Entscheidung 2007/516/EG* zu einer Grundlagenstudie bei Masthähnchen in 2008. Die me-thodischen Vorgaben in den genannten Entscheidungen wurden für das Resistenz-Monitoring übernommen. Ei-ne Übersicht über die für die jeweiligen Erreger getesteten antimikrobiellen Substanzen findet sich in den Tabellen 4 bis 7.

Tab. 4 Resistenztestung von *Salmonella* spp. Übersicht über die eingesetzten Wirkstoffe, die getesteten Konzentrationsbereiche sowie die Bewertungskriterien für 2012 (Stand EUCAST: 27.05.2013)

Wirkstoffklasse	antimikrobielle Substanz	Cut-Off ≤	Konzentrationsbereich		Bewertung nach
			Minimum	Maximum	
		µg/ml	µg/ml	µg/ml	
Aminoglykoside	Gentamicin	2	0,25	32	EUCAST
	Kanamycin[a]	8	4	128	EUCAST
	Streptomycin	16	2	128	EUCAST
Amphenicole	Chloramphenicol	16	2	64	EUCAST
	Florfenicol	16	2	64	EUCAST
Cephalosporine	Cefotaxim	0,5	0,06	4	EUCAST
	Ceftazidim	2	0,25	16	EUCAST
(Fluor)chinolone	Nalidixinsäure	16	4	64	EUCAST
	Ciprofloxacin	0,06	0,008	8	EUCAST
Aminopenicilline	Ampicillin	8	0,5	32	EUCAST
Polymyxine	Colistin	2	2	4	EUCAST
Folatsynthesehemmer	Sulfamethoxazol	256	8	1024	*2007/407/EG*
	Trimethoprim	2	0,5	32	EUCAST
Tetrazykline	Tetrazyklin	8	1	64	EUCAST

[a] Für *Salmonella* spp. wurde bisher kein Wert festgelegt, der verwendete Wert wurde für *E. coli* veröffentlicht.

Tab. 5 Resistenztestung von VTEC und kommensalen *E. coli*. Übersicht über die eingesetzten Wirkstoffe, die getesteten Konzentrationsbereiche sowie die Bewertungskriterien für 2012 (Stand EUCAST: 27.05.2013)

Wirkstoffklasse	antimikrobielle Substanz	Cut-Off ≤	Konzentrationsbereich		Bewertung nach
			Minimum	Maximum	
		µg/ml	µg/ml	µg/ml	
Aminoglykoside	Gentamicin	2	0,25	32	EUCAST
	Kanamycin	8	4	128	EUCAST
	Streptomycin	16	2	128	EUCAST
Amphenicole	Chloramphenicol	16	2	64	EUCAST
	Florfenicol	16	2	64	EUCAST
Cephalosporine	Cefotaxim	0,25	0,06	4	EUCAST
	Ceftazidim	0,5	0,25	16	EUCAST
(Fluor)chinolone	Nalidixinsäure	16	4	64	EUCAST
	Ciprofloxacin	0,06	0,008	8	EUCAST
Aminopenicilline	Ampicillin	8	0,5	32	EUCAST
Polymyxine	Colistin	2	2	4	EUCAST
Folatsynthesehemmer	Sulfamethoxazol	64	8	1024	EUCAST
	Trimethoprim	2	0,5	32	EUCAST
Tetrazykline	Tetrazyklin	8	1	64	EUCAST

Tab. 6   Resistenztestung von *Campylobacter* spp. Übersicht über die eingesetzten Wirkstoffe, die getesteten Konzentrationsbereiche sowie die Bewertungskriterien für 2012 (Stand EUCAST: 27.05.2013)

Wirkstoffklasse	antimikrobielle Substanz	Cut-Off ≤	Konzentrationsbereich		Bewertung nach
			Minimum	Maximum	
		µg/ml	µg/ml	µg/ml	
Aminoglykoside	Gentamicin	2	0,12	16	EUCAST
	Streptomycin	4	1	16	EUCAST
(Fluor)chinolone	Nalidixinsäure	16	2	64	EUCAST
	Ciprofloxacin	0,5	0,06	4	EUCAST
Tetrazykline	Tetrazyklin	1[a]/2[b]	0,25	16	EUCAST
Makrolide	Erythromycin	4[a]/8[b]	0,5	32	EUCAST
Amphenicole	Chloramphenicol	16	2	32	EUCAST

[a] Für *Campylobacter jejuni*
[b] Für *Campylobacter coli*

Tab. 7   Resistenztestung von MRSA. Übersicht über die eingesetzten Wirkstoffe, die getesteten Konzentrationsbereiche sowie die Bewertungskriterien für 2012 (Stand: 20.06.2013)

Wirkstoffklasse	antimikrobielle Substanz	Cut-Off ≤	Konzentrationsbereich		Bewertung nach
			Minimum	Maximum	
		µg/ml	µg/ml	µg/ml	
Aminoglykoside	Gentamicin	2	1	16	EUCAST
	Kanamycin	8	4	64	EUCAST
	Streptomycin	16	4	32	EUCAST
Amphenicole	Chloramphenicol	16	4	64	EUCAST
Fluorchinolone	Ciprofloxacin	1	0,25	8	EUCAST
Penicilline	Penicillin G	0,12	0,12	2	EUCAST
Cephalosporine	Cefoxitin	4	0,5	16	EUCAST
Folatsynthesehemmer	Trimethoprim	2	2	32	EUCAST
Sulfonamide	Sulfamethoxazol	128	64	512	EUCAST
Tetrazykline	Tetrazyklin	1	0,5	16	EUCAST
Lincosamide	Clindamycin	0,25	0,12	4	EUCAST
Makrolide	Erythromycin	1	0,25	8	EUCAST
Pseudomonische Säuren	Mupirocin	1	0,5	256	EUCAST
Ansamycine	Rifampicin	0,03	0,016	0,5	EUCAST
Oxazolidinone	Linezolid	4	1	8	EUCAST
Triterpensäuren	Fusidinsäure	0,5	0,5	4	EUCAST
Streptogramine	Quinupristin/ Dalfopristin	1	0,5	4	EUCAST
Pleuromutiline	Tiamulin	2	0,5	4	EUCAST
Glykopeptide	Vancomycin	2	1	16	EUCAST

3.3.2.1 Bewertungskriterien bei der Resistenztestung

Die Bewertung der bei der Resistenzuntersuchung ermittelten minimalen Hemmkonzentrationen (MHK) erfolgte gemäß *Entscheidung 407/2007/EG* anhand der epidemiologischen Cut-Off-Werte (Tab. 4 bis 7). Für Salmonellen und Campylobacter wurden die Cut-Off-Werte verwendet, wie sie im Rahmen der EU-Rechtssetzung (*Entscheidungen 2007/407/EG* bzw. *2007/516/EG*, s. o.) vorgegeben wurden. Wirkstoffe, die aufgrund nationalen Interesses zusätzlich getestet wurden, ebenso wie die Ergebnisse für kommensale *E. coli* und VTEC, wurden auf der Grundlage der von EUCAST veröffentlichten epidemiologischen Cut-Off-Werte bewertet. Die Bewertung von MRSA erfolgte, so weit vorhanden, nach den von EUCAST publizierten Werten für MRSA. Standen keine Cut-Off-Werte für MRSA zur Verfügung, so wurden die Cut-Off-Werte für *Staphylococcus aureus* verwendet.

Isolate wurden als mikrobiologisch resistent bewertet, wenn die minimale Hemmkonzentration oberhalb des angegebenen epidemiologischen Cut-Off-Wertes lag. Als mehrfach mikrobiologisch resistent wurde ein Isolat bezeichnet, wenn eine Resistenz gegenüber mehr als einer Wirkstoffklasse nachgewiesen wurde. Der epidemiologische Cut-Off-Wert für Colistin (≤ 2) wurde für die Werte aus 2011 erstmals angewandt. In 2012 wurde dieser Wert nun auch bei der Berechnung der Mehrfachresistenzraten berücksichtigt.

Im vorliegenden Bericht werden aufgrund der besseren Lesbarkeit Bakterienstämme, die als „mikrobiologisch resistent" bewertet wurden, als „resistent" bezeichnet.

Übersicht

Die Bewertung minimaler Hemmkonzentrationen (MHK) von antimikrobiellen Substanzen gegenüber Bakterien kann nach verschiedenen Kriterien erfolgen. Dabei werden klinische Grenzwerte und epidemiologische Cut-Off-Werte unterschieden.

Mit der Bewertung nach klinischen Grenzwerten soll eine Aussage über die Wahrscheinlichkeit eines Therapieerfolges bei Behandlung einer bakteriellen Infektion getroffen werden. Anhand der klinischen Grenzwerte werden sensible, intermediäre und klinisch resistente Isolate unterschieden.

Der epidemiologische Cut-Off-Wert (ECOFF) trennt eine natürliche, empfindliche Population (Wildtyp) von einer Nicht-Wildtyp-Population. Die Nicht-Wildtyp-Population zeichnet sich durch eine erworbene oder eine durch Mutation bedingte verminderte Empfindlichkeit aus. Diese Bakterienstämme werden als „mikrobiologisch resistent" bezeichnet. Durch die Anwendung des epidemiologischen Cut-Off-Wertes können bereits frühzeitig Verschiebungen der Empfindlichkeit innerhalb der Bakterienpopulation erkannt werden und somit Hinweise auf eine beginnende Resistenzentwicklung gewonnen werden. Der epidemiologische Cut-Off-Wert wird unabhängig von der Herkunft des Erregers ermittelt. Im Vordergrund steht die Bewertung der Resistenzsituation im Hinblick auf den gesundheitlichen Verbraucherschutz. Eine unmittelbare Aussage über die Wahrscheinlichkeit eines Therapieerfolges bei einer Infektion ist mithilfe des epidemiologischen Cut-Off-Wertes nicht möglich. Klinische Grenzwerte und epidemiologische Cut-Off-Werte können übereinstimmen, häufig sind jedoch die epidemiologischen Cut-Off-Werte niedriger als die entsprechenden klinischen Grenzwerte, so dass der Anteil als „mikrobiologisch resistent" beurteilter Isolate in diesen Fällen höher liegt als der Anteil „klinisch resistenter" Isolate.

3.4   Plausibilitätskontrolle sowie Ausschluss- und Auswertungskriterien für Untersuchungsergebnisse

Die Untersuchungsergebnisse wurden von den entsprechenden Einrichtungen der Länder an das BVL übermittelt. Die Übermittlung erfolgte größtenteils nach den Vorgaben der *AVV DatA*. Für Informationen, die auf diesem Weg nicht übermittelt werden konnten, wurden insbesondere im Futtermittelprogramm auch Excel-Tabellen zur Übermittlung genutzt.

Die Zuordnung der Datensätze zu den Programmen erfolgte anhand der mitgeteilten Matrixcodes sowie der angegebenen Programmnummer im Kommentarfeld. Datensätze, die aufgrund der Matrixcodes keinem Programm zugeordnet werden konnten, sowie Ergebnisse, die zwar einem Programm zugeordnet werden konnten, bei denen die Matrix jedoch nicht den Vorgaben des Stichprobenplans entsprach, konnten nicht berücksichtigt werden. Dies betraf 31 Proben, vorrangig Schweine- und Wildschweinfleischproben, die keinem Programm in 2012 zuzuordnen waren.

Bei allen Programmen wurde die Einhaltung der Vorgaben hinsichtlich des Probenahmeortes (Betriebsart) geprüft. Bei unkorrekten oder unvollständigen Angaben wurden die Ämter kontaktiert und größtenteils eine Präzisierung erreicht. Nur bei 18 Proben aus den Programmen im Einzelhandel entsprach der Entnahmeort nicht den Vorgaben des Zoonosen-Stichprobenplanes 2012. Da diese Proben nicht entsprechend der Zielstellung der Programme entnommen wurden, wurden sie bei der Datenauswertung nicht berücksichtigt.

Bei den Erregern *Campylobacter* spp. und *Salmonella* spp., die jeweils mehr als eine Art bzw. Serovar beinhalten und für die zum Teil die Gattung oder auch mehr als eine Art bzw. Serovar gemeldet wurden, wurde die Anzahl der darauf untersuchten Proben durch Zusammenfassung der Erreger je Probe ermittelt. Das heißt, auch wenn z. B. die Ergebnisse der Untersuchungen auf Salmonellen für 3 verschiedene Salmonella-Serovare in einer Probe gemeldet wurden, zählte dies im Rahmen der Prävalenzbestimmung nur als eine auf *Salmonella* spp. untersuchte Probe.

Die Prävalenz der Erreger in den verschiedenen Matrixgruppen wurde berechnet und mit dem dazugehörigen 95 %-Konfidenzintervall dargestellt (s. Tabellen in Kap. 4). Das 95 %-Konfidenzintervall wurde nach dem Verfahren von Agresti und Coull ermittelt (Agresti und Coull 1998). Dieses Verfahren liefert bei kleiner Prävalenz und selbst bei einer Prävalenz = 0 zuverlässige Konfidenzintervalle.

Tab. 8   Anzahl der Proben nach Ländern

Herkunft	Probenanzahl
Brandenburg	120
Berlin	72
Baden-Württemberg	567
Bayern	954
Bremen	17
Hamburg	45
Hessen	201
Mecklenburg-Vorpommern	209
Niedersachsen	1.154
Nordrhein-Westfalen	1.039
Rheinland-Pfalz	142
Schleswig-Holstein	167
Saarland	30
Sachsen	263
Sachsen-Anhalt	208
Thüringen	105
Gesamt	**5.293**

Tab. 9   Anzahl der Proben nach Programmen

Herkunft	Probenanzahl
Mastputen (Kot und Staub)	490
Zuchtputen (Kot und Staub)	37
Mastkälber und Jungrinder (Kot und Staub)	495
Blatt- und Kopfsalate aus Erzeugerbetrieben	319
Mastputen (Blinddarminhalt, (Hals)haut)	712
Mastkälber und Jungrinder (Dickdarminhalt, Nasentupfer und Schlachtkörper)	975
Rapssaaten und Rapspresskuchen	192
frisches Kalb- und Jungrindfleisch	427
frisches Putenfleisch deutscher und nichtdeutscher Herkunft	754
frisches Fleisch vom Wildwiederkäuern	421
Blatt- und Kopfsalate aus dem Einzelhandel	471
Gesamt	**5.293**

Es errechnet sich das 95 %-Konfidenzintervall nach folgenden Formeln:

$$k_u = p' - 1{,}96 \cdot \sqrt{\frac{p' \cdot (1 - p')}{n'}},$$

$$k_o = p' + 1{,}96 \cdot \sqrt{\frac{p' \cdot (1 - p')}{n'}},$$

wobei k_u und k_o die Grenzen des Konfidenzintervalls, $n' = n + 1{,}96^2$ die korrigierte Anzahl der Untersuchungen, $k' = k + 1{,}96^2/2$ die korrigierte Anzahl der positiven Befunde und $p' = k'/n'$ die korrigierte Prävalenz darstellen.

Bei dem statistischen Vergleich von Prävalenzen wurden diejenigen Prävalenzen als signifikant verschieden gewertet, deren zugehörige Konfidenzintervalle sich nicht überlappen. Die Anzahl der für die Auswertung herangezogenen Proben ist den Tabellen 8 und 9 zu entnehmen.

3.4.1 Kriterien für Isolate der Resistenztestung

Für die Auswertung der Ergebnisse der Resistenztestung wurden alle Isolate berücksichtigt, die mit dem Hinweis übermittelt wurden, dass sie im Rahmen des Zoonosen-Monitorings 2012 oder im Rahmen eines Salmonella-Bekämpfungsprogramms bei Legehennen, Masthähnchen oder Mastputen gewonnen wurden. Die Zuordnung zu den Programmen nach dem Zoonosen-Stichprobenplan 2012 erfolgte einerseits auf der Basis der im *AVV DatA*-Datensatz enthaltenen Information bei Isolaten, die einer Datenübermittlung zugeordnet werden konnten. Alternativ wurden die auf dem Einsendeformular der Isolate zur Verfügung stehenden Informationen verwendet, wenn eine Zuordnung zum *AVV DatA*-Datensatz nicht

möglich bzw. kein entsprechender Datensatz vorhanden war. Alle in der Auswertung berücksichtigten Isolate wurden auch dahingehend geprüft, dass es sich um einen Vertreter der im Zoonosen-Monitoring betrachteten Zoonoseerreger bzw. um *E. coli* handelte. Isolate mit fehlenden Angaben bzw. für die eine Zuordnung zu einem Programm nicht möglich war, wurden von dieser Auswertung ausgeschlossen. Ebenso wurden Impfstämme von Salmonella ausgeschlossen. Nicht berücksichtigt wurden auch Isolate, die aufgrund der angegebenen Matrix, aus der sie stammten, keinem der Programme zugeordnet werden konnten, sowie im Rahmen der Programme zusätzlich eingesandte Isolate aus einer Probe.

Tabelle 10 gibt eine Übersicht über die getesteten und in diesem Bericht berücksichtigten Isolate. Die Salmonella-Isolate aus dem Futtermittelprogramm wurden nicht berücksichtigt, da das Programm in 2013 noch fortgeführt wird. Über diese Isolate wird in dem Bericht zu 2013 berichtet werden. Alle in der Auswertung berücksichtigten Isolate wurden auch dahingehend geprüft, dass es sich um einen Vertreter der im Zoonosen-Monitoring betrachteten Zoonoseerreger bzw. um *E. coli* handelte.

Tab. 10 Übersicht über die für die Resistenztestung verfügbaren Isolate mit Zuordnung zum Programm

Ebene der Beprobung	Tierart, Matrix	*Salmonella* spp.	*Campylobacter* spp.	kommensale *E. coli*	VTEC	MRSA
Erzeugerbetrieb	Legehennen (Kot, Staub)	51	–[a]	–	–	–
Erzeugerbetrieb	Masthähnchen (Kot, Staub)	8	–	–	–	–
Erzeugerbetrieb	Mastputen (Kot, Staub)	12	–	205	–	28
Erzeugerbetrieb	Zuchtputen (Kot, Staub)	1	–	12	–	0
Erzeugerbetrieb	Mastkälber und Jungrinder (Kot, Staub)	–	–	217	84	30
Erzeugerbetrieb	Blatt- und Kopfsalate	0	–	10	3	–
Schlachthof	Mastputen (Blinddarm)	6	154	332	–	–
	Mastputen (Halshaut)	49	185	–	–	261
Schlachthof	Mastkälber und Jungrinder (Dickdarm)	–	96	298	89	–
	Mastkälber und Jungrinder (Nasentupfer)	–	–	–	–	146
	Mastkälber und Jungrinder (Schlachtkörper)	–	–	–	24	90
Futtermittel	Rapssaaten und Rapspresskuchen	*[b]	–	–	–	–
Einzelhandel	Kalb- und Jungrindfleisch	2	1	70	29	43
Einzelhandel	Putenfleisch	23	125	307	–	290
Einzelhandel	Fleisch von Wildwiederkäuern	0	2	149	75	–
Einzelhandel	Blatt- und Kopfsalate	0	–	4	4	–
Gesamt	**getestete Isolate**	**152**	**563**	**1.604**	**308**	**888**

[a] Für die mit einem „–" versehenen Tabellenzellen gilt: Die Untersuchung war im Zoonosen-Stichprobenplan nicht vorgesehen.
[b] Für die mit einem „*" versehene Tabellenzelle gilt: Da das Programm in 2012 und 2013 durchgeführt wird, wird erst nach Abschluss des Programms berichtet werden.

Ergebnisse der Prävalenzuntersuchungen und der Typisierung der Isolate nach Erregern

Von den 5.293 Proben, die in die Auswertung zum Zoonosen-Monitoring 2012 eingegangen sind, wurden 4.911 Proben auf das Vorkommen von Zoonoseerregern untersucht.

Eine differenzierte Darstellung der Ergebnisse nach der Anbauform der beprobten Ware bzw. nach der Haltungsform der Tiere, von denen die untersuchten Proben stammten, erfolgt nicht, da zu einem großen Teil der Proben hierzu keine Angaben gemacht wurden. Bei den Proben mit Angaben zur Anbau- bzw. Haltungsform handelte es sich überwiegend um Proben aus der konventionellen Landwirtschaft bzw. Tierhaltung sowie um Proben aus Freilandanbau oder reiner Stallhaltung.

Da die Proben von Mastputen am Schlachthof und von frischem Kalb- und Jungrindfleisch aus dem Einzelhandel zu über 80 % von Tieren deutscher Herkunft stammten, wird auf die gesonderte Darstellung der Ergebnisse der Untersuchungen von Proben von Tieren deutscher und nicht-deutscher Herkunft verzichtet.

Angaben zur Haltungsform (freilebendes Wild bzw. Gatterwild) der Wildwiederkäuer, von denen die Proben von frischem Fleisch stammten, wurden nur zu einem geringen Teil der Proben gemacht, so dass diese nicht separat aufgeführt werden.

4.1 *Salmonella* spp.

4.1.1 Einleitung

Salmonella spp. sind gramnegative, stäbchenförmige Bakterien, welche beim Menschen eine akute Darmentzündung auslösen können, die einige Tage anhalten kann und in der Regel auch ohne ärztliche Behandlung ausheilt. Bei Kleinkindern und älteren Erwachsenen kann ein lebensbedrohlicher Flüssigkeitsverlust des Körpers auftreten. In seltenen Fällen kann es auch zu einer schweren Allgemeininfektion mit zum Teil tödlichem Ausgang kommen (RKI 2009a).

Europaweit sind *Salmonella* Typhimurium und *Salmonella* Enteritidis die Serovare, die beim Menschen am häufigsten Infektionen hervorrufen (EFSA 2013). Infektionen mit *Salmonella* Enteritidis werden vornehmlich durch den Verzehr von kontaminierten Eiern und Geflügelfleisch ausgelöst, während *Salmonella* Typhimurium insbesondere über kontaminiertes Schweine-, Geflügel- und Rindfleisch übertragen wird (EFSA 2013).

Die Salmonellose ist in Deutschland und europaweit nach der Campylobacteriose die zweithäufigste gemeldete Zoonose beim Menschen (RKI 2013, EFSA 2013). Im Jahr 2012 wurden dem RKI insgesamt 20.849 und damit im Vergleich zum letzten Jahr 15 % weniger Salmonellose-Fälle gemeldet. Dies entspricht einer einer bundesweiten Inzidenz von 25,5 Erkrankungen pro 100.000 Einwohner (RKI 2013). Seit einigen Jahren ist in Deutschland und europaweit eine deutliche Abnahme der gemeldeten Salmonellose-Fälle zu verzeichnen (RKI 2013, EFSA 2013). Insbesondere nimmt seit dem Jahr 2006 die Anzahl der Erkrankungen mit *Salmonella* Enteritidis in Europa ab, was die EFSA auf die erfolgreiche Implementierung der Salmonellen-Bekämpfungsprogramme in Geflügelpopulationen in den Mitgliedstaaten zurückführt (EFSA 2013). Aus diesem Grund spielen nach einer Schätzung der EFSA, die sich auf Daten aus dem Jahr 2010 stützt, Legehennen (Eier) als Quelle für menschliche Salmonellen-Infektionen mittlerweile eine geringere Rolle als Schweine, denen europaweit 56,8 % der humanen Salmonellen-Infektionen zugeschrieben werden. Auf das Legehennen-Reservoir, Masthähnchen und Puten werden dagegen nur 17,0 %, 10,6 % bzw. 2,6 % der humanen Salmonellen-Infektionen zurückgeführt (EFSA 2012b). Auch in Deutschland ist im Jahr 2012 die absolute und relative Bedeutung von *Salmonella* Enteritidis als Erreger der humanen Salmonellose wie bereits in den Vorjahren weiter gesunken und liegt erstmals unter der von *Salmonella* Typhimurium: 39 % der dem RKI im Jahr 2012 gemeldeten Erkrankungsfälle wurden durch *Salmonella* Enteritidis ausgelöst. Bei 41 % der übermittelten Fälle wurde die Er-

Berichte zur Lebensmittelsicherheit 2012, DOI 10.1007/978-3-319-04409-5_4,
© Bundesamt für Verbraucherschutz und Lebensmittelsicherheit (BVL) 2014

krankung durch *Salmonella* Typhimurium verursacht, wobei nicht zwischen dem biphasischen *Salmonella* Typhimurium und der monophasischen Variante (S. 4, [5], 12:i:-) unterschieden wurde. In weitem Abstand folgten *Salmonella* Panama (2,3 %), *Salmonella* Infantis (2,0 %), *Salmonella* Derby (1,2 %), *Salmonella* Braenderup (0,8 %) und *Salmonella* Newport (0,7 %). Alle anderen übermittelten Serovare machten zusammen 13,2 % aus. Die relative Bedeutung von *Salmonella* Typhimurium nahm 2012 ebenfalls etwas ab, was bei sinkenden Gesamtzahlen auch einen Rückgang der absoluten Meldezahlen für *Salmonella* Typhimurium bedeutet.

Salmonella spp. kommen im Magen-Darm-Trakt vieler Haus- und Wildtiere vor. Häufig verlaufen die Infektionen mild und symptomlos, die infizierten Tiere können aber phasenweise oder andauernd Ausscheider sein und somit eine Infektionsquelle für andere Tiere und den Menschen darstellen. Insbesondere bei Rindern können auch klinisch erkennbare Darminfektionen und Aborte auftreten. Bei Kälbern ist die Infektion mit einer hohen Sterblichkeit verbunden.

Hühnereier können äußerlich auf der Schale oder im Inneren mit *Salmonella* spp. kontaminiert sein. In das Innere der Eier können die Salmonellen durch Penetration der Eischale gelangen oder durch eine direkte Kontamination des Eiinhalts vor der Eiablage als Folge einer Infektion der Fortpflanzungsorgane der Henne mit Salmonellen (Gantois et al. 2009).

Die Salmonellose ist eine klassische Lebensmittelinfektion. Insbesondere stellen ungenügend gekühlte Lebensmittel und ungenügend durchgegarte Lebensmittel, in denen sich die Erreger vermehren konnten bzw. nicht abgetötet wurden, eine Gefahr für eine Infektion mit Salmonellen dar. Durch Kreuzkontaminationen können die Keime zudem auf andere, verzehrfertige Lebensmittel übertragen werden.

4.1.2 Ergebnisse der Prävalenzuntersuchungen

Die Ergebnisse der Untersuchungen über das Vorkommen von *Salmonella* spp. in Proben von Blatt- und Kopfsalaten, in Poolproben von Blinddarminhalt von Mastputen und Hautproben von Mastputenschlachtkörpern sowie in Proben von frischem Puten-, Kalb- bzw. Jungrind- und Wildwiederkäuerfleisch sind den Tabellen 11.1 bis 11.4 zu entnehmen.

Insgesamt wurden 3.278 Proben in die Auswertung zum Vorkommen von *Salmonella* spp. einbezogen. Sowohl in Proben von Kopf- und Blattsalaten aus Erzeugerbetrieben als auch in Proben aus dem Einzelhandel wurden keine Salmonellen nachgewiesen. Die Nachweisrate von *Salmonella* spp. in Poolproben von Blinddarminhalt von Mastputen am Schlachthof betrug 1,7 %. Die Halshaut am Schlachtkörper von Mastputen derselben Schlachtchargen war mit 13,1 % positiver Proben signifikant häufiger mit Salmonellen kontaminiert. In Halshautproben von Schlachtkörpern, die mit Luft gekühlt wurden, waren Salmonellen zu 17,3 % nachweisbar, während Schlachtkörper, die durch eine kombinierte Luft-Sprüh-Kühlung gekühlt wurden, zu 8,3 % mit Salmonellen kontaminiert waren. In 3,3 % der Proben von frischem Putenfleisch waren Salmonellen nachweisbar. Frisches Putenfleisch, das von Geflügel stammte, das in Deutschland geschlachtet oder zerlegt wurde, war zu 3,0 % Salmonella-positiv und wies damit eine ähnlich hohe Kontaminationsrate auf wie frisches Putenfleisch anderer Herkunft, das zu 4,0 % mit Salmonellen belastet war. Frisches Kalb- und Jungrindfleisch war zu 0,5 % Salmonella-positiv. In Proben von frischem Wildwiederkäuerfleisch wurden dagegen keine Salmonellen nachgewiesen.

Tab. 11.1 Prävalenz von *Salmonella* spp. in Proben von Blatt- und Kopfsalaten aus Erzeugerbetrieben und im Einzelhandel (und Großhandel) sowie Einfuhrstellen und Großmarkt

Matrix	Anzahl untersuchter Proben (*N*)	Salmonella-positive Proben (*n*)	Salmonella-positive Proben (in %) (95 %-Konfidenzintervall)
Erzeugerbetriebe			
Blatt- und Kopfsalate gesamt	316	0	0,0 (0,0–1,4)
Einzelhandel			
Blatt- und Kopfsalate gesamt	471	0	0,0 (0,0–1,0)

Tab. 11.2 Prävalenz von *Salmonella* spp. in Proben von Mastputen am Schlachthof und in Proben von Schlachtkörpern der Mastputen sowie in Proben von frischem Putenfleisch im Einzelhandel (und Großhandel sowie Einfuhrstellen)

Matrix	Anzahl untersuchter Proben (*N*)	Salmonella-positive Proben (*n*)	Salmonella-positive Proben (in %) (95 %-Konfidenzintervall)
Schlachthof			
Blinddarminhalt gesamt	354	6	1,7 (0,7–3,7)
(Hals)haut gesamt	352	46	13,1 (9,9–17,0)
(Hals)haut/Luftkühlung	214	37	17,3 (12,8–23,0)
(Hals)haut/Kombinierte Luft-Sprüh-Kühlung	96	8	8,3 (4,1–15,8)
(Hals)haut/ohne Angabe zur Kühlung	42	1	2,4 (0,0–13,4)
Einzelhandel			
frisches Fleisch gesamt	751	25	3,3 (2,2–4,9)
frisches Fleisch/deutscher Herkunft (Schlachtung oder Zerlegung)	501	15	3,0 (1,8–4,9)
frisches Fleisch/anderer Herkunft (Schlachtung oder Zerlegung)	250	10	4,0 (2,1–7,3)

Tab. 11.3 Prävalenz von *Salmonella* spp. in Proben von frischem Kalb- und Jungrindfleisch im Einzelhandel (und Großhandel sowie Einfuhrstellen)

Matrix	Anzahl untersuchter Proben (*N*)	Salmonella-positive Proben (*n*)	Salmonella-positive Proben (in %) (95 %-Konfidenzintervall)
frisches Fleisch gesamt	425	2	0,5 (0,0–1,8)

Tab. 11.4 Prävalenz von *Salmonella* spp. in Proben von frischem Fleisch von Wildwiederkäuern im Einzelhandel (und Großhandel sowie Einfuhrstellen)

Matrix	Anzahl untersuchter Proben (*N*)	Salmonella-positive Proben (*n*)	Salmonella-positive Proben (in %) (95 %-Konfidenzintervall)
frisches Fleisch gesamt	417	0	0,0 (0,0–1,1)

4.1.3 Ergebnisse der Typisierung

Insgesamt standen 78 Isolate von Salmonella aus der Putenfleischkette für die Typisierung zur Verfügung (Tab. 12). Von diesen Isolaten stammten 6 Isolate aus Blinddarminhalt, 49 Isolate von den Hautproben von Putenkarkassen am Schlachthof sowie 23 Isolate von Putenfleisch im Einzelhandel. Insgesamt gehörte der überwiegende Teil dem Serovar *Salmonella* Typhimurium (11 Isolate) bzw. seiner monophasischen Variante S. 4, [5], 12:i:- (20 Isolate) an. Daneben war das für die Pute typische

Serovar *Salmonella* Saintpaul (7 Isolate) mehrfach vertreten. Diese Serovare wurden in allen drei Probenmaterialien nachgewiesen. In den Hautproben von Putenkarkassen wurden zusätzlich einige Serovare mehrfach nachgewiesen, die für die Blinddarmproben nicht berichtet wurden. Dies betrifft *Salmonella* Indiana (alle 16 Isolate), *Salmonella* Schwarzengrund (alle 3 Isolate) sowie *Salmonella* Give (4 von 5 Isolaten). *Salmonella* Kentucky wurde dreimal, ausschließlich in Putenfleisch, nachgewiesen.

Aus Kalb- und Jungrindfleisch wurden dem NRL 2 Isolate von *Salmonella* Typhimurium übersandt. Aus den

Tab. 12 Serovarverteilung von Salmonellen aus der Lebensmittelkette Putenfleisch

Serovar[a]	Mastputen (Blinddarm-inhalt) im Schlachthof	Mastputen (Halshaut) im Schlachthof	Putenfleisch im Einzel-handel
S. 4, [5], 12:i:-	1	14	5
S. Blockley		1	1
S. Bovismorbificans			1
S. Coeln	1		
S. Derby			3
S. Give		4	1
S. Hadar			1
S. Indiana		16	
S. Kentucky			3
S. Mbandaka			
S. Newport		1	
S. Saintpaul	1	1	5
S. Schwarzengrund		3	
S. Senftenberg			1
S. Stanley		1	
S. Subspec. I Rauform			1
S. Subspez. II			1
S. Typhimurium	3	8	
Summe	**6**	**49**	**23**

[a] *S.* steht für *Salmonella.*

Programmen zu Blatt- und Kopfsalaten sowie zu Fleisch von Wildwiederkäuern standen keine Salmonella-Isolate zur Verfügung.

4.2 *Campylobacter* spp.

4.2.1 Einleitung

Campylobacter spp. sind gramnegative thermophile spiral- oder S-förmige stäbchenförmige Bakterien, die in der Natur nahezu überall verbreitet sind und den Darm verschiedener Wild-, Haus- und Nutztiere in der Regel symptomlos besiedeln.

Vögel stellen das wichtigste Reservoir von *Campylobacter* spp. dar. Die bei Vögeln im Vergleich zu anderen Tieren vorherrschende höhere Körpertemperatur von 42 °C stellt für *Campylobacter* spp. optimale Lebensbedingungen dar (Wysok und Uradzinski 2009). *Campylobacter jejuni* und *Campylobacter coli* sind die wichtigsten humanpathogenen Spezies (Hamedy et al. 2007, RKI 2013, Zautner et al. 2010). *Campylobacter jejuni* tritt eher beim Geflügel auf, während *Campylobacter coli* eher beim Schwein nachgewiesen wird (Wassenaar und Laubenheimer-Preuße 2010).

Eine Infektion des Menschen mit *Campylobacter* spp. kann zu einer akuten Darmentzündung führen, die mit starken Abdominalschmerzen und blutigen Durchfällen einhergehen kann. In der Regel klingt die Erkrankung nach wenigen Tagen von selbst wieder ab. Als seltene Komplikation können reaktive Gelenkentzündungen auftreten. Auch das Guillain-Barré-Syndrom, eine seltene, schwere neurologische Erkrankung, wird häufig mit einer vorhergegangenen *Campylobacter jejuni*-Infektion in Verbindung gebracht (RKI 2005, Zhang et al. 2010, Zautner et al. 2010).

Die Campylobacteriose ist in Deutschland und europaweit die häufigste bakterielle Durchfallerkrankung beim Menschen (RKI 2013, EFSA 2013). In Deutschland wurden dem RKI im Jahr 2012 insgesamt 62.880 Erkrankungen gemeldet, was einer Inzidenz von 76,8 Fällen pro 100.000 Einwohner entspricht. Als Erreger überwog eindeutig *Campylobacter jejuni* (90 % der auf Speziesebene identifizierten Infektionen) gegenüber *Campylobacter coli* (10 %). Seit dem Jahr 2005 steigt die Zahl der bestätigten Campylobacter-Erkrankungen europaweit an. In Deutschland nahmen im Jahr 2012 die Erkrankungsfälle im Vergleich zum Vorjahr allerdings um 11,8 % ab (RKI 2013). Die im Jahr 2012 gemeldeten Erkrankungsfälle waren auch geringer als die Fallzahlen aus dem Jahr 2010. Im Jahr 2011 meldeten die Mitgliedstaaten der EU insgesamt 220.209 bestätigte Campylobacter-Erkrankungen (EFSA 2013). Die EFSA geht jedoch davon aus, dass die Campylobacteriose sehr häufig nicht erkannt und gemeldet wird und vermutet, dass in der EU mindestens 2 Millionen Fälle von klinischer Campylobacteriose pro Jahr auftreten (EFSA 2010).

Bei Campylobacter-Infektionen ist auffällig, dass neben Kleinkindern auch Erwachsene im Alter von 20 bis 29 Jahren vermehrt von der Erkrankung betroffen sind (RKI 2013).

Im Unterschied zu den meisten anderen bakteriellen Zoonoseerregern, wie z. B. Salmonellen und pathogenen *E. coli*, können sich *Campylobacter* spp. in Lebensmitteln nicht vermehren (RKI 2005, Wysok und Uradzinski 2009). Die zur Auslösung einer lebensmittelassoziierten Infektion des Menschen erforderliche Keimzahl (Dosis infectiosa minima) von *Campylobacter* spp. ist allerdings so gering, dass eine Erkrankung auch ohne Vermehrung der Keime im ursächlichen Lebensmittel möglich ist.

Als Hauptursachen für Infektionen mit *Campylobacter* spp. wurden von der EFSA der Verzehr von Geflügelfleisch, der Kontakt zu lebendem Geflügel, der Kontakt zu Haustieren und anderen Tieren und das Trinken von unbehandeltem Wasser identifiziert. Auch mit *Campylobacter* spp. verunreinigte Rohmilch stellt ein mögliches Vehikel für die Übertragung der Erreger auf den Menschen dar und führte schon zu größeren lebensmittelbedingten Ausbrüchen. Außerdem spielen Kreuzkontaminationen während der Speisenzubereitung eine wichtige Rolle bei der Übertragung (EFSA 2013). Aufgrund der niedrigen Infektionsdosis des Erregers ist die direkte Übertragung von Mensch zu Mensch insbesondere bei Kindern ebenfalls von Bedeutung (RKI 2005). Durch die weite Verbreitung von *Campylobacter* spp. bei Haus- und Nutztieren und in der Umwelt wird die Infektionsquelle jedoch häufig nicht identifiziert (Hamedy et al. 2007). In Lebensmitteln wurden *Campylobacter* spp. in der EU im Jahr 2011 am häufigsten in Proben von frischem Hähnchen- und anderem Geflügelfleisch nachgewiesen (EFSA 2013).

4.2.2 Ergebnisse der Prävalenzuntersuchungen

Die Ergebnisse der Untersuchungen über das Vorkommen von *Campylobacter* spp. in Poolproben von Blinddarminhalt von Mastputen und Hautproben von Mastputenschlachtkörpern, in Proben von Dickdarminhalt von Mastkälbern und Jungrindern sowie in Proben von frischem Puten-, Kalb- bzw. Jungrind- und Wildwiederkäuerfleisch sind den Tabellen 13.1 bis 13.3 zu entnehmen.

Insgesamt wurden 2.594 Proben in die Auswertung zum Vorkommen von *Campylobacter* spp. einbezogen. *Campylobacter* spp. wurden in Poolproben von Blinddarminhalt von Mastputen am Schlachthof zu 44,6 % nachgewiesen, während die Halshaut am Schlachtkörper von Mastputen zu 53,5 % mit den Erregern kontaminiert war. Halshautproben von Schlachtkörpern, die mit Luft gekühlt wurden, waren zu 59,1 % Campylobacter-positiv. In Proben von Schlachtkörpern, die einer kombinierten Luft-Sprüh-Kühlung unterzogen wurden, wurden *Campylobacter* spp. zu 47,9 % nachgewiesen. 16,5 % der gesamten Proben von frischem Putenfleisch aus dem Einzelhandel waren Campylobacter-positiv. Dabei war frisches Putenfleisch, das von Geflügel stammte, das in Deutschland geschlachtet oder zerlegt wurde, mit 10,8 % positiver Proben signifikant seltener mit den Erregern kontaminiert als frisches Putenfleisch nicht-deutscher Herkunft, das zu 27,9 % Campylobacter-positiv war. *Campy-*

Tab. 13.1 Prävalenz von *Campylobacter* spp. in Proben von Mastputen am Schlachthof und in Proben von Schlachtkörpern der Mastputen sowie in Proben von frischem Putenfleisch im Einzelhandel (und Großhandel sowie Einfuhrstellen)

Matrix	Anzahl untersuchter Proben (*N*)	Campylobacter-positive Proben (*n*)	Campylobacter-positive Proben (in %) (95 %-Konfidenzintervall)
Schlachthof			
Blinddarminhalt gesamt	354	158	44,6 (39,5–49,8)
(Hals)haut gesamt	353	189	53,5 (48,3–58,7)
(Hals)haut/Luftkühlung	215	127	59,1 (52,4–65,4)
(Hals)haut/Kombinierte Luft-Sprüh-Kühlung	96	46	47,9 (38,2–57,8)
(Hals)haut/ohne Angabe zur Kühlung	42	16	38,1 (25,0–53,2)
Einzelhandel			
frisches Fleisch gesamt	745	123	16,5 (14,0–19,4)
frisches Fleisch/deutscher Herkunft (Schlachtung oder Zerlegung)	498	54	10,8 (8,4–13,9)
frisches Fleisch/anderer Herkunft (Schlachtung oder Zerlegung)	247	69	27,9 (22,7–33,8)

Tab. 13.2 Prävalenz von *Campylobacter* spp. in Proben von Mastkälbern und Jungrindern am Schlachthof sowie in Proben von frischem Fleisch von Mastkälbern und Jungrindern im Einzelhandel (und Großhandel sowie Einfuhrstellen)

Matrix	Anzahl untersuchter Proben (*N*)	Campylobacter-positive Proben (*n*)	Campylobacter-positive Proben (in %) (95 %-Konfidenzintervall)
Schlachthof			
Dickdarminhalt gesamt	322	102	31,7 (26,8–37,0)
Einzelhandel			
frisches Fleisch gesamt	424	1	0,2 (0,0–1,5)

Tab. 13.3 Prävalenz von *Campylobacter* spp. in Proben von frischem Fleisch von Wildwiederkäuern im Einzelhandel (und Großhandel sowie Einfuhrstellen)

Matrix	Anzahl untersuchter Proben (*N*)	Campylobacter-positive Proben (*n*)	Campylobacter-positive Proben (in %) (95 %-Konfidenzintervall)
frisches Fleisch gesamt	396	2	0,5 (0,0–1,9)
frisches Fleisch/Direkte Vermarktung	69	1	1,4 (0,0–8,5)
frisches Fleisch/Vermarktung über Wildbearbeitungsbetriebe	327	1	0,3 (0,0–1,9)
frisches Fleisch/deutscher Herkunft (Zerlegung)	292	2	0,7 (0,0–2,6)
frisches Fleisch/anderer Herkunft (Zerlegung)	104	0	0,0 (0,0–4,3)

lobacter spp. wurden in Poolproben von Dickdarminhalt von Mastkälbern und Jungrindern am Schlachthof zu 31,7 % nachgewiesen. Frisches Fleisch von Mastkälbern und Jungrindern aus dem Einzelhandel war mit 0,2 % positiver Proben im Gegensatz dazu selten mit Campylobacter kontaminiert. In 0,5 % der Proben von frischem Fleisch von Wildwiederkäuern wurden Campylobacter nachgewiesen.

4.2.3 Ergebnisse der Typisierung

Campylobacter spp. wurden aus 6 verschiedenen Herkünften eingesandt. Insgesamt wurde bei 569 Isolaten die Spezies bestimmt bzw. bestätigt. Bei den Herkünften aus der Lebensmittelkette Putenfleisch (467 Isolate) waren jeweils die Spezies *Campylobacter jejuni* und *Campylobacter coli* zu ähnlichen Anteilen vertreten. Ergänzend wurde je einmal *Campylobacter lari* auf Putenhalshaut und Putenfleisch nachgewiesen. Bei Mastkälbern und Jungrindern (99 Isolate) dominierte *Campylobacter jejuni* mit einem Anteil von 74 % (73 Isolate). Ergänzend zu *Campylobacter coli* (23 Isolate) wurde in 3 Fällen auch *Campylobacter hyointestinalis* isoliert.

Aus Fleisch von Mastkälbern und Jungrindern wurde 1 Isolat von *Campylobacter jejuni*, aus Fleisch von Wildwiederkäuern wurden 2 Isolate von *Campylobacter coli* nachgewiesen.

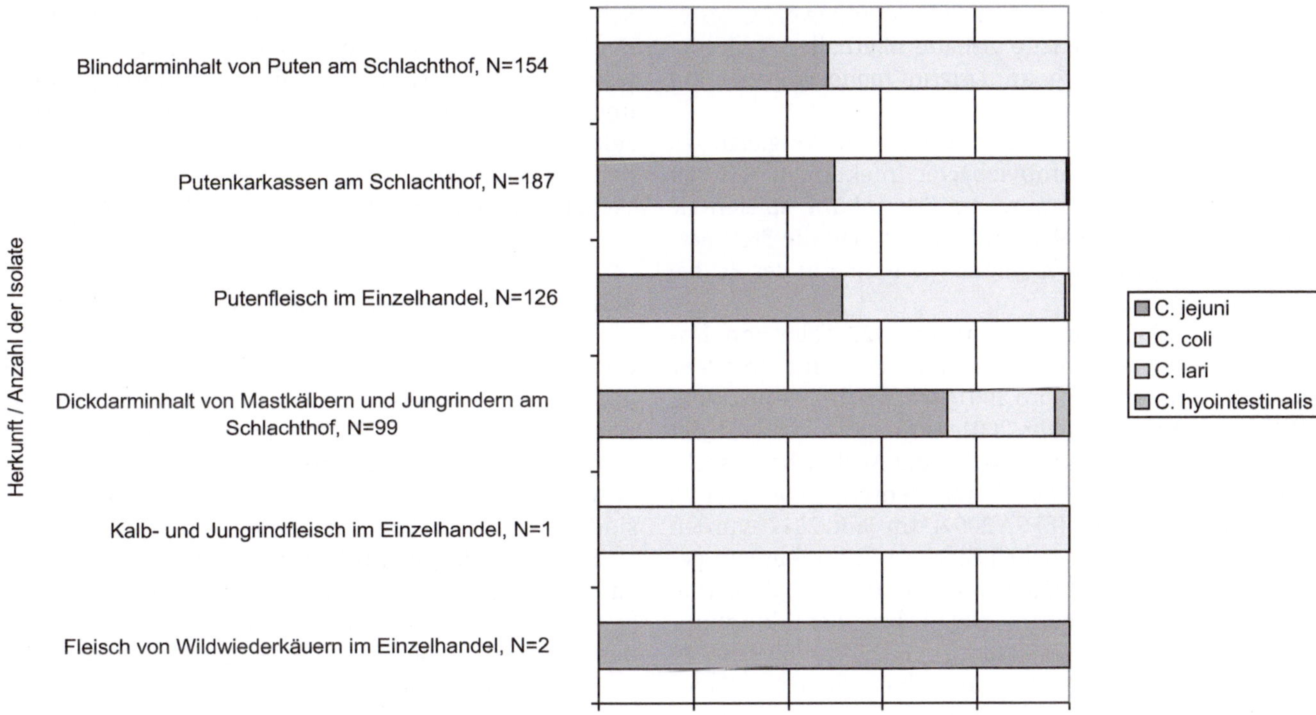

Abb. 1 Ergebnisse der Speziesbestimmung bei den Isolaten von *Campylobacter* spp. aus dem Zoonosen-Monitoring 2012

4.3 *Listeria monocytogenes*

4.3.1 Einleitung

Listerien sind grampositive, fakultativ anaerobe, stäbchenförmige Bakterien, die sich im Gegensatz zu den meisten anderen Keimen grundsätzlich auch noch bei Kühlschranktemperaturen vermehren können. Erkrankungen des Menschen mit Listerien werden vornehmlich durch die Spezies *Listeria monocytogenes* hervorgerufen (RKI 2013).

Listerien können Tiere vieler Arten infizieren, führen aber verhältnismäßig selten zu klinischen Symptomen. Am häufigsten erkranken Wiederkäuer (v. a. Schafe und Ziegen), die sich in der Regel über mit Listerien kontaminierte Silage infiziert haben. Hier kann die Listeriose zu Hirnhautentzündungen, Septikämien, Milchdrüsenentzündungen, Durchfallerkrankungen und Fehlgeburten führen. *Listeria monocytogenes* und *Listeria ivanovii* sind die für Haustiere pathogenen Spezies (Brugère-Picoux 2008).

Listerien sind in der Umwelt weit verbreitet (Brugère-Picoux 2008). Der Mensch infiziert sich mit *Listeria monocytogenes* in erster Linie über kontaminierte Lebensmittel. Hierzu zählen rohe Lebensmittel tierischer Herkunft wie Rohmilchprodukte, Fleisch und Fisch (hauptsächlich Räucherfisch), aber auch erhitzte und nachträglich kontaminierte Lebensmittel wie Käse aus pasteurisierter Milch (BfR 2012). Verzehrfertige Lebensmittel, in denen sich Listerien unter bestimmten Umständen vermehren und eine hohe Konzentration entwickeln können, sind die häufigste Infektionsquelle für den Menschen (EFSA 2007). Die *Verordnung (EG) Nr. 2073/2005 über mikrobiologische Kriterien für Lebensmittel* enthält mikrobiologische Grenzwerte u. a. für verzehrfertige Lebensmittel, die vom Lebensmittelunternehmer eingehalten werden müssen. Bei Überschreitung eines Lebensmittelsicherheitskriteriums gilt ein Lebensmittel als inakzeptabel kontaminiert und muss – einhergehend mit entsprechenden Verbesserungen im Produktionsprozess – vom Markt genommen werden.

Überschreitungen der Lebensmittelsicherheitskriterien für *Listeria monocytogenes* in verzehrfertigen Lebensmitteln wurden im Jahr 2011 in der EU am häufigsten bei Fischereierzeugnissen, Käse und und fermentierter Wurstware festgestellt (EFSA 2013). Nicht selten können Listerien auch auf pflanzlichen Lebensmitteln wie vorgeschnittenen Salaten nachgewiesen werden (BVL 2011).

So wiesen 0,7 % der im Jahr 2010 europaweit getesteten verzehrfertigen Salate Gehalte oberhalb des Grenzwertes von 100 KbE/g an *Listeria monocytogenes* auf (EFSA 2012c).

Infektionen mit Listerien treten im Vergleich zu Salmonellen- und Campylobacter-Infektionen seltener auf, aufgrund der Schwere der Erkrankung spielen sie aber eine wichtige Rolle. Im Jahr 2011 lag die Sterberate von an Listeriose erkrankten Menschen in der EU bei 12,7 % (EFSA 2013).

Im Jahr 2012 wurden dem RKI 427 Fälle von Listeriose beim Menschen berichtet, was einer Inzidenz von 0,5 Erkrankungen pro 100.000 Einwohner entspricht (RKI 2013). Seit dem Jahr 2001 nimmt die Inzidenz der Erkrankung europaweit zu, wobei der Anstieg hauptsächlich durch Erkrankungen älterer Menschen von über 60 Jahren begründet ist (EFSA 2007). Im Jahr 2012 wurden in Deutschland 26 % mehr Listeriose-Erkrankungen gemeldet als im Vorjahr (337), wobei im III. und IV. Quartal deutlich mehr Fälle übermittelt (132 bzw. 124 Erkrankungen) wurden als in der ersten Jahreshälfte (85 bzw. 86 Erkrankungen). Dies waren zugleich die höchsten Quartalszahlen der letzten 6 Jahre. Insgesamt liegt die Zahl der Erkrankungen jedoch im Schwankungsbereich der Vorjahre (RKI 2013).

Gesunde Menschen erkranken in der Regel nicht oder weisen nur milde Symptome eines fieberhaften Infektes auf. Schwere Verlaufsformen treten vor allem bei abwehrgeschwächten Menschen wie älteren Personen, Neugeborenen, Patienten mit chronischen Erkrankungen und Schwangeren auf (Metelmann et al. 2010, RKI 2010). Schwangere weisen in der Regel nur Symptome eines grippalen Infektes auf, können die Infektion aber auf das ungeborene Kind übertragen, mit der Gefahr einer Schädigung des Kindes bzw. einer Früh- oder Totgeburt. Bei älteren und abwehrgeschwächten Menschen manifestiert sich die Listeriose häufiger mit Blutvergiftungen und eitrigen Hirnhautentzündungen. Die Inkubationszeit beträgt bei der Listeriose 3 bis 70 Tage, so dass Krankheitserscheinungen oft auch erst 3 Wochen nach dem Verzehr des Lebensmittels auftreten (RKI 2010).

4.3.2 Ergebnisse der Prävalenzuntersuchungen

Die Ergebnisse der Untersuchungen über das Vorkommen von *Listeria monocytogenes* in Proben von Blatt- und Kopfsalaten sind in der Tabelle 14.1 dargestellt.

Die Ergebnisse der quantitativen Bestimmungen von *Listeria monocytogenes* in Proben Blatt- und Kopfsalaten sind der Tabelle 14.2 zu entnehmen.

Es wurden insgesamt 722 Proben in die Auswertung zum Vorkommen von *Listeria monocytogenes* einbezogen. Auf der Ebene der Erzeugerbetriebe wurden in 3,7 % der Proben von Blatt- und Kopfsalaten *Listeria monocytogenes* nachgewiesen. Blatt- und Kopfsalate aus dem Einzelhandel waren zu 2,6 % positiv für *Listeria monocytogenes*.

Insgesamt wurde bei 719 Proben von Blatt- und Kopfsalaten eine quantitative Untersuchung auf *Listeria monocytogenes* durchgeführt. Bei dem Großteil der Proben lag die Keimzahl unterhalb der Nachweisgrenze der quantitativen Methode. Nur in 2 der untersuchten Proben von Blatt- und Kopfsalaten aus dem Einzelhandel konnten *Listeria monocytogenes* mit der quantitativen Methode nachgewiesen werden. Dabei wurden maximale Keimzahlen von 20 KbE/g gemessen. In keiner Probe wurde die kritische Keimzahl von 100 KbE/g überschritten.

Tab. 14.1 Prävalenz von *Listeria monocytogenes* in Proben von Blatt- und Kopfsalaten aus Erzeugerbetrieben und im Einzelhandel (und Großhandel sowie Einfuhrstellen und Großmarkt)

Matrix	Anzahl untersuchter Proben (*N*)	Listeria monocytogenes-positive Proben (*n*)	Listeria monocytogenes-positive Proben (in %) (95 %-Konfidenzintervall)
Erzeugerbetriebe			
Blatt- und Kopfsalate gesamt	300	11	3,7 (2,0–6,5)
Einzelhandel			
Blatt- und Kopfsalate gesamt	422	11	2,6 (1,4–4,7)
Blatt- und Kopfsalate/deutscher Herkunft	295	10	3,4 (1,8–6,2)
Blatt- und Kopfsalate/anderer Herkunft	127	1	0,8 (0,0–4,8)

Tab. 14.2 Quantitative Bestimmung von *Listeria monocytogenes* in Proben von Blatt- und Kopfsalaten aus Erzeugerbetrieben und im Einzelhandel (und Großhandel sowie Einfuhrstellen und Großmarkt)

Matrix	Anzahl Proben (*N*), bei denen eine quantitative Bestimmung vorgenommen wurde	Anzahl und Anteil (in %) Proben mit *Listeria monocytogenes*-Nachweis oberhalb der Nachweisgrenze von 10 KbE/g	Ermittelte Keimzahlen von Proben mit *Listeria monocytogenes*	davon Anzahl und Anteil Proben mit *Listeria monocytogenes*-Nachweis oberhalb von 100 KbE/g
Blatt- und Kopfsalate aus Erzeugerbetrieben	292	0	0	0
Blatt- und Kopfsalate im Einzelhandel	427	2 (0,5)	zwischen 10 und 20 KbE/g	0

4.3.3   Ergebnisse der Typisierung

Aus den Programmen bei Blatt- und Kopfsalaten wurden 9 Isolate von *Listeria* spp. an das NRL eingesendet. Hierbei handelte es sich um 2 Isolate aus Proben von Erzeugerbetrieben sowie um 7 Isolate aus Proben aus dem Einzelhandel. 8 Isolate wurden als *Listeria monocytogenes* bestätigt, bei einem Isolat aus einem Erzeugerbetrieb handelte es sich um *Listeria ivanovii*. 6 Isolate von *Listeria monocytogenes* gehörten dem Serovar 1/2a an, jeweils 1 Isolat dem Serovar 1/2b und 4b.

4.4   Verotoxinbildende *Escherichia coli* (VTEC)

4.4.1   Einleitung

Verotoxinbildende *Escherichia coli* (VTEC) sind gramnegative stäbchenförmige Bakterien, die bestimmte Zytotoxine (Shigatoxine bzw. Verotoxine) bilden können. Diese Toxine können akute Darmentzündungen hervorrufen, die bei 10–20 % der Erkrankten einen schweren Verlauf mit einer hämorrhagischen Kolitis und krampfartigen Abdominalschmerzen nehmen können. Insbesondere bei Kindern kann eine Infektion mit VTEC das hämolytisch-urämische Syndrom (HUS) auslösen (5–10 % der symptomatischen VTEC Infektionen), bei dem es zur Ausbildung einer hämolytischen Anämie, Thrombozytopenie und eines akuten Nierenversagens kommt (RKI 2008). HUS ist die häufigste Ursache für akutes Nierenversagen bei Kindern und macht bei etwa 66 % der Erkrankten eine Dialysebehandlung notwendig (Scheiring et al. 2010). Die bei Menschen weltweit am häufigsten isolierte Serogruppe von VTEC ist O157 (RKI 2008, Wadl et al. 2010). Zwischen unterschiedlichen VTEC-Typen bestehen deutliche Virulenzunterschiede. Hochpathogene Stämme, die in der Lage sind, schwere Erkrankungen beim Menschen hervorzurufen, werden sowohl im Tierbestand als auch in Lebensmitteln seltener nachgewiesen als andere VTEC-Stämme (Blanco et al. 1996, Bülte und Heckötter 1997, Messelhäusser et al. 2008, Menrath 2009, BVL 2012, BVL 2013).

Im Jahr 2012 wurden dem RKI 1.531 Erkrankungen durch VTEC gemeldet, was einer bundesweiten Inzidenz von 1,9 Fällen pro 100.000 Einwohner entspricht. Im Vergleich zum Jahr 2011, in dem der große EHEC-Ausbruch auftrat und insgesamt 4.908 Erkrankungen gemeldet wurden, ist die Zahl der Erkrankungen im Jahr 2012 wieder deutlich geringer. Bei den Erregern dominierten die O-Gruppen 91 und 157, gefolgt von O26. Etwa 10 % der Isolate waren serologisch nicht typisierbar.

Erkrankungen an enteropathischem HUS werden getrennt von VTEC an das RKI übermittelt, da in seltenen Fällen diese Erkrankung auch durch andere Erreger ausgelöst werden kann. 2012 wurde dem RKI 69 Erkrankungen an HUS gemeldet. Dabei standen die Serogruppen O157, O26 und O55 im Vordergrund. Wie in den Vorjahren waren wieder überwiegend Kinder unter 5 Jahren von der Erkrankung betroffen. Lediglich beim großen EHEC-Ausbruch im Jahr 2011, bei dem 877 Erkrankungen an HUS gemeldet wurden, traten 80 % der Fälle bei Personen im Alter von 20 Jahren oder älter auf.

Die bundesweite Inzidenz für HUS lag im Jahr 2012 bei 0,1 Erkrankungen pro 100.000 Einwohner (RKI 2013).

VTEC treten vor allem im Darm von Wiederkäuern (Rinder, Schafe und Ziegen) und Wildwiederkäuern (Dam-, Reh-, Rot- und Sikawild) auf und werden über den Kot ausgeschieden, ohne dass die Tiere erkranken (Bülte und Heckötter 1997, Bülte 2002, Menrath 2009). Das Vorhandensein von VTEC im Darm von Wiederkäuern birgt die Gefahr einer fäkalen Kontamination des Fleisches mit den Erregern während des Schlachtprozesses bzw. der Rohmilch während der Milchgewinnung.

Bei der Ansteckung des Menschen mit VTEC spielt neben kontaminierten Lebensmitteln und Wasser insbesondere bei Kindern auch der direkte Kontakt zu Wiederkäuern, z. B. in Streichelzoos, eine bedeutende Rolle. Das Risiko, sich mit VTEC zu infizieren, ist für Menschen, die in ländlichen Regionen mit einer hohen Rinderdichte leben, deutlich erhöht (Frank et al. 2008). Eine Ansteckung von Mensch zu Mensch ist ebenfalls möglich und wird vermutlich durch die sehr geringe Infektionsdosis des Erregers (< 100 Erreger für VTEC O157) begünstigt (RKI 2004, RKI 2008, Wadl et al. 2010).

Entsprechend ihres Vorkommens bei Wiederkäuern stammen die meisten Lebensmittel, die nach den Ergebnissen einer bundesweiten Fall-Kontroll-Studie des RKI mit einem erhöhten EHEC-Erkrankungsrisiko assoziiert waren, auch von diesen Tierarten (RKI 2004).

4.4.2   Ergebnisse der Prävalenzuntersuchungen

Die Ergebnisse der Untersuchungen über das Vorkommen von VTEC in Proben von Blatt- und Kopfsalaten, Poolproben von Kot von Mastkälbern und Jungrindern, in Proben von Dickdarminhalt und Schlachtkörpern von Mastkälbern und Jungrindern sowie in Proben von frischem Kalb- bzw. Jungrind- und Wildwiederkäuerfleisch sind den Tabellen 15.1 bis 15.3 zu entnehmen.

Es wurden insgesamt 2.496 Proben in die Auswertung zum Vorkommen von VTEC einbezogen. Proben von Blatt- und Kopfsalaten aus Erzeugerbetrieben waren zu 1,3 % mit VTEC kontaminiert, während in Salatproben aus dem Einzelhandel die Erreger nicht nachgewiesen wurden. Auf der Ebene der Erzeugerbetriebe wurden in 27,4 % der untersuchten Poolproben von Kot von Mastkälbern und Jungrindern VTEC nachgewiesen. Proben von Dickdarminhalt von Mastkälbern und Jungrindern am Schlachthof wiesen mit 24,0 % positiver Proben ei-

Tab. 15.1   Prävalenz von VTEC in Proben von Blatt- und Kopfsalaten aus Erzeugerbetrieben und im Einzelhandel (und Großhandel sowie Einfuhrstellen und Großmarkt)

Matrix	Anzahl untersuchter Proben (N)	VTEC-positive Proben (n)	VTEC-positive Proben (in %) (95 %-Konfidenzintervall)
Erzeugerbetriebe			
Blatt- und Kopfsalate gesamt	312	4	1,3 (0,4–3,4)
Einzelhandel			
Blatt- und Kopfsalate gesamt	464	0	0,0 (0,0–1,0)

Tab. 15.2   Prävalenz von VTEC in Proben von Mastkälbern und Jungrindern aus Erzeugerbetrieben, in Proben von Mastkälbern und Jungrindern am Schlachthof, in Proben von Schlachtkörpern der Mastkälber und Jungrinder sowie in Proben von frischem Fleisch von Mastkälbern und Jungrindern im Einzelhandel (und Großhandel sowie Einfuhrstellen)

Matrix	Anzahl untersuchter Proben (N)	VTEC-positive Proben (n)	VTEC-positive Proben (in %) (95 %-Konfidenzintervall)
Erzeugerbetrieb			
Kot gesamt	248	68	27,4 (22,2–33,3)
Schlachthof			
Dickdarminhalt gesamt	325	78	24,0 (19,7–28,9)
Schlachtkörper gesamt	315	18	5,7 (3,6–8,9)
Einzelhandel			
frisches Fleisch gesamt	415	24	5,8 (3,9–8,5)

Tab. 15.3   Prävalenz von VTEC in Proben von frischem Fleisch von Wildwiederkäuern im Einzelhandel

Matrix	Anzahl untersuchter Proben (N)	VTEC-positive Proben (n)	VTEC-positive Proben (in %) (95 %-Konfidenzintervall)
frisches Fleisch	417	67	16,1 (12,8–19,9)
frisches Fleisch/Direkte Vermarktung	74	8	10,8 (5,3–20,2)
frisches Fleisch/Vermarktung über Wildbearbeitungsbetriebe	343	59	17,2 (13,6–21,6)
frisches Fleisch/deutscher Herkunft (Zerlegung)	310	53	17,1 (13,3–21,7)
frisches Fleisch/anderer Herkunft (Zerlegung)	107	14	13,1 (7,8–20,9)

ne ähnlich hohe VTEC-Nachweisrate auf. In Schlachtkörperproben derselben Schlachtchargen und in frischem Fleisch von Mastkälbern und Jungrindern wurden VTEC mit 5,7 % bzw. 5,8 % positiver Proben deutlich seltener nachgewiesen. Im Vergleich hierzu war frisches Fleisch von Wildwiederkäuern mit 16,1 % positiver Proben signifikant häufiger mit VTEC belastet. Dabei wies frisches Wildwiederkäuerfleisch, das direkt vermarktet wurde, eine Kontaminationsrate von 10,8 % mit VTEC auf, während das Fleisch von Wildwiederkäuern, das über Wildbearbeitungsbetriebe in den Einzelhandel gelangt ist, zu 17,2 % VTEC-positiv war.

4.4.3   Ergebnisse der Typisierung

Insgesamt wurden im Rahmen des Zoonosen-Monitorings 2012 343 eingesandte Isolate als VTEC bestätigt. Von diesen Isolaten stammten jeweils mindestens 90 Isolate aus Kotproben von Mastkälbern und Jungrindern im Bestand, aus dem Dickdarminhalt von Mastkälbern und Jungrindern im Schlachthof sowie von Fleisch von Wildwiederkäuern (Tab. 16a). Weitere 24 Isolate wurden aus Schlachtkörperproben von Mastkälbern und Jungrindern sowie 31 Isolate aus Kalb- und Jungrindfleisch gewonnen. Von Blatt- und Kopfsalaten standen insgesamt 11 Isolate für die Charakterisierung zur Verfügung, 7 Isolate stammten hierbei von Proben aus Erzeugerbetrieben (Tab. 16b).

Die Isolate gehörten 161 verschiedenen Serotypen an, von denen 112 jeweils nur einmal eingesandt wurden. Der häufigste Serotyp war O55:H12 mit 29 Isolaten. Weitere häufige Serotypen waren O116:HNM, O21:H21, O130:H30 sowie Orauh:HNM mit jeweils mindestens 10 Isolaten. Die eingesandten Isolate aus Kotproben von Mastkälbern und Jungrindern gehörten zu 56 verschiedenen Serotypen. Die häufigsten waren die Serotypen O55:H12 (9 Isolate), Orauh:HNM (7 Isolate), O116:HNM (6 Isolate) und O84:HNM (5 Isolate). Die eingesandten Isolate aus Dick-

darminhalt von Mastkälbern und Jungrindern gehörten zu 49 verschiedenen Serotypen. Die häufigsten waren die Serotypen O55:H12 (13 Isolate), O116:HNM (5 Isolate) und O185:H28 (5 Isolate). Die eingesandten Isolate von den Schlachtkörpern von Mastkälbern und Jungrindern gehörten zu 12 verschiedenen Serotypen. Die häufigsten waren die Serotypen O55:H12 (6 Isolate) und O2:H29 (5 Isolate). Die 31 Isolate aus Kalb- und Jungrindfleisch gehörten 24 verschiedenen Serotypen, von denen O1:HNT am häufigsten (4 Isolate) war. Der Serotyp O55:H12 wurde auf allen Stufen der Kalb- und Jungrindfleischkette nachgewiesen. 5 weitere Serotypen wurden in den Dickdarmproben und auf den Schlachtkörpern nachgewiesen, 2 davon auch in Kotproben aus der Primärproduktion bzw. 1 Serotyp auch in den Fleischproben. 19 bzw. 18 Serotypen aus Kalb- und Jungrindfleisch wurden nicht in Kotproben von Mastkälbern und Jungrindern im Bestand bzw. in Dickdarmproben am Schlachthof nachgewiesen. Die 11 Isolate von Blatt- und Kopfsalaten gehörten 4 verschiedenen Serotypen an (Tab. 16b). 3 dieser Typen wurden nur bei Proben aus dem Erzeugerbetrieb, 1 Serotyp wurde nur in Proben aus dem Einzelhandel nachgewiesen. Dieser Typ, O21:H21 war auch in 7 Proben von Fleisch von Wildwiederkäuern nachgewiesen worden.

Bei den 92 Isolaten von Fleisch von Wildwiederkäuern wurden insgesamt 56 verschiedene Serovare nachgewiesen. Am häufigsten fanden sich O130:H30 (9 Isolate), O146:HNT (8 Isolate), O21:H21 (7 Isolate) und O110:H31 (6 Isolate). 2 dieser Serotypen fanden sich je einmal auch in Kalb- und Jungrindfleisch, 1 weiterer in 4 Proben von Blatt- und Kopfsalaten.

Bei 282 (82,2 %) Isolaten gelang der Nachweis von Shigatoxin. Bei 140 (40,8) bzw. 191 (55,7 %) der Isolate wurde das Stx1- bzw. Stx2-Gen nachgewiesen. Bei 61 (17,8 %) Isolaten wurde das *eae*-Gen nachgewiesen. Die Ergebnisse getrennt nach Herkunft der Isolate finden sich in den Tabellen 16c und 16d sowie in den Ergänzungstabellen zu den Tabellen 16c und 16d.

Tab. 16a Ergebnisse der Serotypisierung eingesandter VTEC-Isolate aus der Lebensmittelkette Kalb- und Jungrindfleisch sowie aus Fleisch von Wildwiederkäuern

Serotyp	H-Phase	Mastkälber und Jungrinder, Betrieb	Mastkälber und Jungrinder, Schlachthof, Dickdarm	Mastkälber und Jungrinder, Schlachthof, Schlachtkörper	Kalb- und Jungrindfleisch, Einzelhandel	Fleisch von Wildwiederkäuern, Einzelhandel
O55	H12	9	13	6	1	
O116	HNM[a]	6	5			
O21	H21					7
O130	H30				1	9
Orauh	HNM	7	3			
O174	H21	3		4	2	
O2	H29	2	2	5		
O146	HNT[b]					8
O84	HNM	5	1		2	
Or	HNM	3	4			
O110	H31					6
O182	H16	1	4	1		
O185	H28	1	5			
ONT	H21		4	1		1
O2	HNM		3	1	1	
ONT	HNM		4			1
O1	HNT				4	
O145	HNM		4			
O8	H19		3	1		
ONT	H8	2	1			1
O146	H21					3
O146	H28					3
O150	HNM	2	1			
O182	HNM	1	2			
O26	HNM	1			2	
O55	HNT	1	1		1	
O7	HNM	3				
O8	H9		3			
ONT	HNT	1				2
Sonstige		42	32	5	17	3
Gesamt		**90**	**95**	**24**	**31**	**92**

[a] HNM = H-Typ nicht bestimmbar, da unbeweglicher Keim
[b] HNT = H-Typ nicht bestimmbar, da Autoagglutination

Tab. 16b Ergebnisse der Serotypisierung eingesandter VTEC-Isolate von Blatt- und Kopfsalaten

Serotyp	H-Phase	Blatt- und Kopfsalate	
		Erzeugerbetrieb	Einzelhandel
O11	H5	4	
O11	HNT	1	
O149	HNM	2	
O21	H21		4
Gesamt		**7**	**4**

Tab. 16c   Ergebnisse der Untersuchung eingesandter VTEC-Isolate auf Shigatoxin einschließlich der kodierenden Gene und das *eae*-Gen

		Mastkälber und Jungrinder, Betrieb	Mastkälber und Jungrinder, Schlachthof, Dickdarm	Mastkälber und Jungrinder, Schlachthof, Schlachtkörper	Kalb- und Jungrindfleisch, Einzelhandel	Fleisch von Wildwiederkäuern, Einzelhandel
Shigatoxin	vorhanden					
	−	13	13	1	8	16
	+	77	82	18	23	75
	k. A.[a]			5		1
Stx1-Gen	vorhanden					
	−	41	49	12	18	66
	+	49	46	12	10	23
	k. A.				3	3
Stx2-Gen	vorhanden					
	−	45	42	10	12	30
	+	43	52	14	16	62
	k. A.	2	1		3	
eae-Gen	vorhanden					
	−	66	79	22	24	82
	+	24	16	2	7	10
	k. A.					
Summe		**90**	**95**	**24**	**31**	**92**

[a] k. A. = keine Angabe

Tab. 16c   (Ergänzung) Ergebnisse der Untersuchung eingesandter VTEC-Isolate auf Shigatoxin einschließlich der kodierenden Gene und das *eae*-Gen

Shigatoxin	Stx1-Gen	Stx2-Gen	*eae*-Gen	Mastkälber und Jungrinder, Betrieb	Mastkälber und Jungrinder, Schlachthof, Dickdarm	Mastkälber und Jungrinder, Schlachthof, Schlachtkörper	Kalb- und Jungrindfleisch, Einzelhandel	Fleisch von Wildwiederkäuern, Einzelhandel	Summe
−	−	−	−	8	9		1	6	24
−	−	−	+					4	4
−	−	+	−	5	3	1	5	6	20
−	+	−	−		1				1
−	k. A.	k. A.	+				2		2
−	k. A.	k. A.	k. A.						
+	−	−	−	2	2			2	6
+	−	−	+		1		1		2
+	−	+	−	19	30	6	9	48	112
+	−	+	+	7	4		1		12
+	−	k. A.	−				1		1
+	+	−	−	23	21	8	8	10	70
+	+	−	+	12	8	2	2	4	28
+	+	+	−	7	13	2		6	28
+	+	+	+	5	2			2	9
+	+	k. A.	−	2					2
+	+	k. A.	+		1				1
+	k. A.	−	−					3	3
+	k. A.	+	+				1		1
+	k. A.	k. A.	k. A.						
k. A.	−	+	−				5		5
k. A.	+	−	−					1	1
Summe				**90**	**95**	**24**	**31**	**92**	**332**

Tab. 16d Ergebnisse der Untersuchung eingesandter VTEC-Isolate von Blatt- und Kopfsalat auf Shigatoxin einschließlich der kodierenden Gene und das *eae*-Gen

		Blatt- und Kopfsalate	
		Erzeugerbetrieb	Einzelhandel
Shigatoxin	vorhanden		
	−	4	
	+	3	4
	k. A.		
Stx1-Gen	vorhanden		
	−	2	4
	+		
	k. A.	5	
Stx2-Gen	vorhanden		
	−	2	
	+		4
	k. A.	5	
eae-Gen	vorhanden		
	−		4
	+	2	
	k. A.	5	
Summe		7	4

Tab. 16d (Ergänzung) Ergebnisse der Untersuchung eingesandter VTEC-Isolate von Blatt- und Kopfsalat auf Shigatoxin einschließlich der kodierenden Gene und das *eae*-Gen

Shiga-toxin	Stx1-Gen	Stx2-Gen	*eae*-Gen	Blatt- und Kopfsalate, Erzeuger-betrieb	Blatt- und Kopfsalate, Einzel-handel	Summe
−	−	−	−			
−	−	−	+	2		2
−	−	+	−			
−	+	−	−			
−	k. A.	k. A.	+			
−	k. A.	k. A.	k. A.	2		2
+	−	−	−			
+	−	−	+			
+	−	+	−		4	4
+	−	+	+			
+	−	k. A.	−			
+	+	−	−			
+	+	−	+			
+	+	+	−			
+	+	+	+			
+	+	k. A.	−			
+	+	k. A.	+			
+	k. A.	−	−			
+	k. A.	+	+			
+	k. A.	k. A.	k. A.	3		3
k. A.	−	+	−			
k. A.	+	−	−			
Summe				7	4	11

4.5 Methicillin-resistente *Staphylococcus aureus* (MRSA)

4.5.1 Einleitung

Staphylokokken sind grampositive, fakultativ pathogene, kugelförmige Bakterien, die die Haut und Schleimhäute des Nasen-Rachen-Raums bei Menschen und Tieren besiedeln. *Staphylococcus aureus* ist die Staphylokokken-Spezies, die besonders häufig eine Erkrankung des Menschen auslöst (RKI 2009b). MRSA zeichnen sich durch eine Resistenz gegen sämtliche Betalaktamantibiotika (Penicilline und Cephalosporine) aus. Meist sind sie auch noch gegen weitere Klassen von antimikrobiellen Substanzen resistent (Layer und Werner 2013). Sie spielen weltweit eine große Rolle als Verursacher von zum Teil schwerwiegenden Krankenhausinfektionen. Gesunde Menschen können persistierende oder vorübergehende Träger von MRSA sein, wobei eine Besiedelung mit dem Keim der Hauptrisikofaktor für eine Infektion ist (EFSA 2009b). Bei Infektion einer Wunde mit MRSA können lokale (oberflächliche), tiefgehende oder systemische Krankheitserscheinungen auftreten (RKI 2009b).

MRSA wurden auch bei Heim- und Nutztieren nachgewiesen (BfR 2009a, EFSA 2009a). Während bei Heimtieren überwiegend ähnliche Stämme wie bei Menschen nachgewiesen werden, hat sich bei Nutztieren ein spezifischer Typ von MRSA ausgebreitet, der als „clonal complex CC398" beschrieben wird. Diese sogenannten „livestock associated" MRSA (la-MRSA) treten insbesondere bei Schweinen, Kälbern und Geflügel auf und sind laut EFSA lediglich für einen kleinen Teil der MRSA-Infektionen beim Menschen in der EU verantwortlich. Allerdings bestehen diesbezüglich große regionale Unterschiede (Köck et al. 2013).

Der Verzehr oder die Handhabung von mit MRSA kontaminierten Lebensmitteln ist nach derzeitigem Kenntnisstand nicht mit einem erhöhten Risiko verbunden, zu einem Träger des Bakteriums zu werden oder durch dieses infiziert zu werden (EFSA 2009b). Ein erhöhtes Risiko, sich zu infizieren bzw. symptomloser Träger zu werden, besteht aber für Menschen, die einen vermehrten Kontakt mit Tieren haben, die Träger von MRSA sind, wie Landwirte und Tierärzte (Bisdorff et al. 2012). Durch diese Berufsgruppen könnte dann der Erreger weiter verbreitet und z. B. in Krankenhäuser eingetragen werden. Nach Angaben der EFSA scheinen aber Menschen, die mit „Nutztier-assoziierten" MRSA kolonisiert sind, seltener zu einer Ausbreitung von MRSA in Krankenhäusern beizutragen als Träger von „Krankenhaus-assoziierten" MRSA-Stämmen. Außerdem scheint eine Infektion des Menschen mit diesen „Nutztier-assoziierten" MRSA-Stämmen nur in seltenen Fällen zu schweren Krankheitserscheinungen zu führen (EFSA 2009b, Van Cleef et al. 2011). Allerdings werden alle Krankheitsbilder von Hautinfektionen bis Septikämien beschrieben (Köck et al. 2013).

4.5.2 Ergebnisse der Prävalenzuntersuchungen

Die Ergebnisse der Untersuchungen über das Vorkommen von MRSA in Staubproben aus Erzeugerbetrieben von Zucht- und Mastputen sowie Mastkälbern bzw. Jungrindern, in Hautproben von Mastputenschlachtkörpern, in Proben von Nasentupfern von Mastkälbern bzw. Jungrindern am Schlachthof und Schlachtkörpern von Mastkälbern bzw. Jungrindern sowie in Proben frischem Puten- und Kalb- bzw. Jungrindfleisch sind den Tabellen 17.1 bis 17.3 zu entnehmen.

Gemäß Zoonosen-Stichprobenplan senden die Länder MRSA-verdächtige Isolate aus der Primärisolierung ein, die im Nationalen Referenzlabor am BfR bestätigt werden. Von den 945 eingesandten Isolaten konnten 889 (94,1 %) als MRSA bestätigt werden, so dass davon ausgegangen werden kann, dass die Prävalenz MRSA-verdächtiger Isolate weitgehend der Prävalenz von MRSA entspricht. Im vorliegenden Bericht wird daher über MRSA berichtet, obwohl nicht alle positiven Befunde durch die PCR bestätigt wurden.

Insgesamt wurden 2.646 Proben in die Auswertung zum Vorkommen von MRSA einbezogen. Staubproben aus Mastputenbeständen waren zu 12,8 % mit MRSA kontaminiert. In 68,6 % der Halshautproben von Mastputen am Schlachthof wurden MRSA nachgewiesen. Dabei lag die Kontaminationsrate von Schlachtkörpern, die mit Luft gekühlt wurden (76,3 %), in derselben Größenordnung wie die Kontaminationsrate von Schlachtkörpern, die einer Kombinationskühlung unterzogen wurden (74,0 %). Die Prävalenz von MRSA in frischem Putenfleisch betrug 37,7 %, wobei frisches Putenfleisch, das von Geflügel stammte, das in Deutschland geschlachtet oder zerlegt wurde, mit 44,7 % positiver Proben nahezu doppelt so häufig mit den Erregern kontaminiert war wie frisches Putenfleisch nicht-deutscher Herkunft, das zu 23,6 % positiv für MRSA war. Staubproben aus Erzeugerbetrieben von Mastkälbern und Jungrindern waren zu 19,2 % mit MRSA kontaminiert. In Nasentupfern und Schlachtkörpern von Mastkälbern und Jungrindern am Schlachthof wurden MRSA zu 45,0 % bzw. 30,8 % nachgewiesen. Frisches Fleisch von Mastkälbern und Jungrindern war mit 10,5 % positiver Proben signifikant seltener mit den Erregern kontaminiert als die Schlachttiere und die Schlachtkörper.

Tab. 17.1 Prävalenz von MRSA in Proben aus Erzeugerbetrieben von Zuchtputen

Matrix	Anzahl untersuchter Proben (*N*)	MRSA-positive Proben (*n*)	MRSA-positive Proben (in %) (95 %-Konfidenzintervall)
Staub gesamt	16	0	0,0 (0,0–22,7)

Tab. 17.2 Prävalenz von MRSA in Proben aus Erzeugerbetrieben von Mastputen, in Proben von Schlachtkörpern der Mastputen und in Proben von frischem Putenfleisch im Einzelhandel (und Großhandel sowie Einfuhrstellen)

Matrix	Anzahl untersuchter Proben (*N*)	MRSA-positive Proben (*n*)	MRSA-positive Proben (in %) (95 %-Konfidenzintervall)
Erzeugerbetrieb			
Staub gesamt	235	30	12,8 (9,0–17,7)
Schlachthof			
(Hals)haut gesamt	353	242	68,6 (63,5–73,2)
(Hals)haut/Luftkühlung	215	164	76,3 (70,1–81,5)
(Hals)haut/kombinierte Kühlung	96	71	74,0 (64,3–81,7)
(Hals)haut/keine Angabe zur Kühlung	42	7	16,7 (8,0–30,9)
Einzelhandel			
frisches Fleisch gesamt	749	282	37,7 (34,3–41,2)
frisches Fleisch/deutscher Herkunft (Schlachtung oder Zerlegung)	499	223	44,7 (40,4–49,1)
frisches Fleisch/anderer Herkunft (Schlachtung oder Zerlegung)	250	59	23,6 (18,7–29,3)

Tab. 17.3 Prävalenz von MRSA in Proben aus Erzeugerbetrieben von Mastkälbern und Jungrindern, in Proben von Nasentupfern und Schlachtkörpern von Mastkälbern und Jungrindern und in Proben von frischem Fleisch von Mastkälbern und Jungrindern im Einzelhandel (und Großhandel sowie Einfuhrstellen)

Matrix	Anzahl untersuchter Proben (N)	MRSA-positive Proben (n)	MRSA-positive Proben (in %) (95 %-Konfidenzintervall)
Erzeugerbetrieb			
Staub gesamt	240	46	19,2 (14,7–24,6)
Schlachthof			
Nasentupfer gesamt	320	144	45,0 (39,6–50,5)
Schlachtkörper gesamt	312	96	30,8 (25,9–36,1)
Einzelhandel			
frisches Fleisch gesamt	421	44	10,5 (7,9–13,8)

4.5.3 Ergebnisse der Typisierung

Von den eingesandten und zur Bestätigung untersuchten 945 MRSA-verdächtigen Isolaten wurden 56 (5,9 %) nicht als MRSA bestätigt. Bei 13 Isolaten (1,3 %) handelte es sich nicht um *Salmonella aureus*, bei 45 handelte es sich zwar um *Salmonella aureus*, allerdings konnte kein *mec*-Gen nachgewiesen werden.

Die Isolate wurden aus den beiden Lebensmittelketten Kalb/Jungrindfleisch ($N = 309$) und Putenfleisch ($N = 580$) gewonnen und ihr *spa*-Typ bestimmt. Dabei wird die genetische Variation des für das Protein A von *Salmonella aureus* codierenden Gens *spa* für eine Unterteilung der Isolate genutzt, wodurch sich verwandtschaftliche Beziehungen ableiten lassen. Anhand des *spa*-Typs lassen sich die Isolate anschließend gut in die beiden aus epidemiologischer Sicht differenziert zu betrachtenden Gruppen von Isolaten, die mit dem klonalen Komplex (CC) 398 assoziiert sind und von Isolaten, die diesem Komplex nicht angehören (Non-CC398), unterscheiden. Abbildung 2 zeigt die Typisierungsergebnisse der eingesandten MRSA-Isolate nach ihrer Herkunft.

In Staubproben in Betrieben mit Mastkälbern und Jungrindern bis zu einem Jahr wurden überwiegend t011 (56,7 %) und t034 (33,3 %) nachgewiesen, die beide mit dem CC398 assoziiert sind. 2 Isolate gehörten anderen mit dem CC398 assoziierten *spa*-Typen an, wohingegen bei einem Non-CC398 Isolat der *spa*-Typ t002 (CC5) identifiziert wurde.

Auch bei den Isolaten aus Nasentupfern vom Mastkalb und Jungmastrind am Schlachthof gehörte die Mehrheit (133, 91,1 %) den *spa*-Typen t011 (48,6 %) und t034 (42,5 %) an. 13 Isolate wiesen andere mit dem klonalen Komplex CC398 assoziierte *spa*-Typen auf, keines gehörte einem anderen klonalen Komplex an. Isolate von Schlachtkörpern wiesen eine ähnliche Verteilung auf, mit 50,0 % MRSA des *spa*-Typs t011 und 33,3 % MRSA des *spa*-Typs t034. Allerdings wurden hier auch 15 Isolate (16,7 %) anderer, mit dem CC398 assoziierten *spa*-Typen identifiziert. Non-CC398 wurden von Schlachtkörpern von Kälbern und Jungrindern nicht isoliert.

Kalb-/Jungrindfleisch im Einzelhandel wies ebenfalls ganz überwiegend MRSA vom klonalen Komplex CC398 auf, allerdings wurden hier auch 5 Isolate anderer klonaler Komplexe nachgewiesen (2× t002, CC5, sowie je einmal t127, t11614 (beide CC1) und t1419 (CC9).

Aus Staubproben von Putenställen wurden häufiger t034 (42,9 %) als t011 (35,7 %) MRSA isoliert. Im Vergleich zu den Isolaten aus der Kalbfleischkette fanden sich hier häufiger Non-CC398 Isolate (t1430, ST9, 14,3 %). Unter den Isolaten von Putenkarkassen am Schlachthof gehörten ebenfalls die meisten (43,1 %) dem *spa*-Typ t034 an, weitere 34,4 % dem Typ t011 und 11,4 % anderen CC398-assoziierten *spa*-Typen. Bei 44 Isolaten (16,8 %) wurden *spa*-Typen festgestellt, die nicht mit den CC398 assoziiert waren, wovon 35 zum Typ t1430 (ST9) und 5 zum Typ t002 (CC5) gehörten. Aus Putenfleischproben waren die meisten (37,9 %) Isolate vom *spa*-Typ t034, weitere 34,1 % vom Typ t011. 11,4 % wiesen andere CC398-assoziierte *spa*-Typen auf. Non-CC398-assoziierte *spa*-Typen kamen bei Isolaten aus Putenfleisch zu 16,6 % ($n = 48$) vor, wovon vergleichbar mit den Isolaten aus Putenkarkassen, die meisten (29) zum Typ t1430 (CC9) und 9 zum Typ t002 (CC5) gehörten.

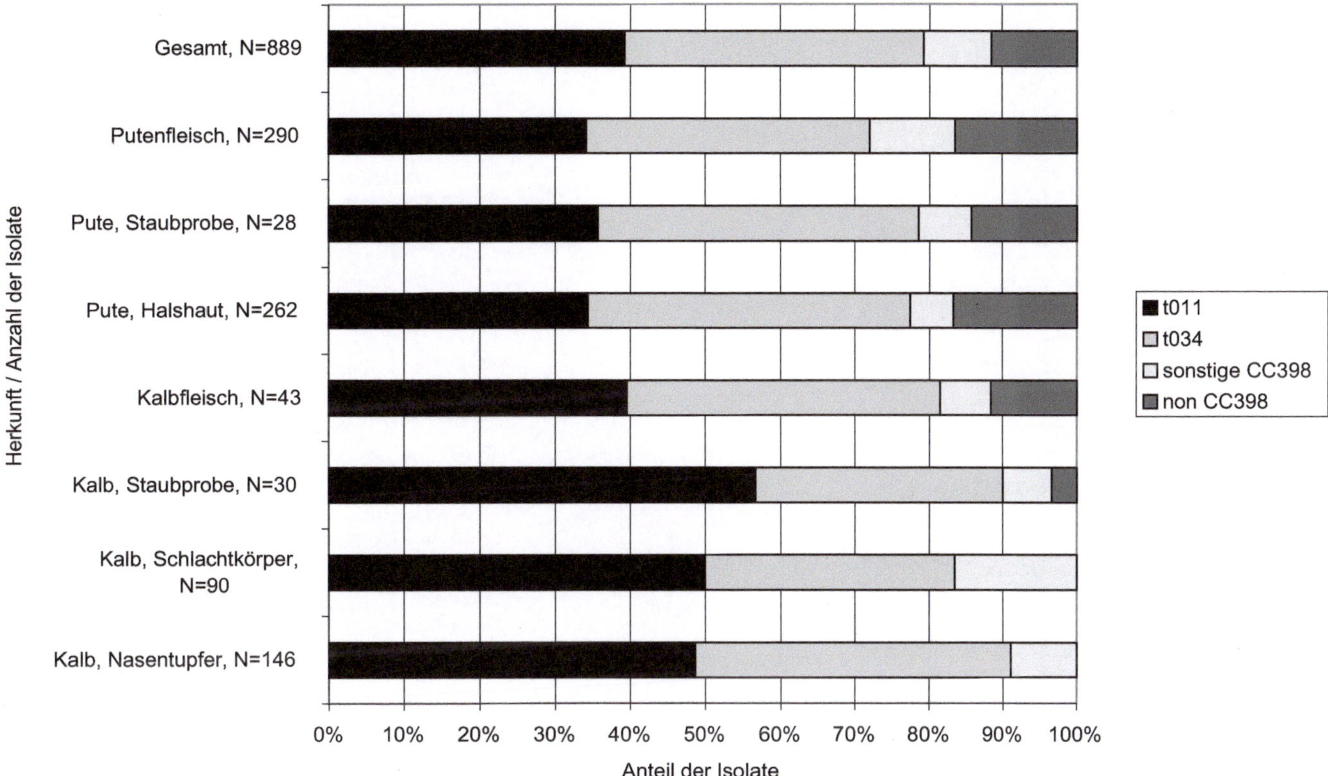

Abb. 2 Übersicht über die Verteilung der wichtigsten MRSA-Typen unter den Isolaten aus den verschiedenen Monitoring-Programmen

4.6 Kommensale *Escherichia coli*

4.6.1 Ergebnisse der Prävalenzuntersuchungen

Die Ergebnisse der quantitativen Bestimmungen von kommensalen *E. coli* in Proben Blatt- und Kopfsalaten sind der Tabelle 18.1 zu entnehmen.

In 3,8 % der Proben von Blatt- und Kopfsalaten aus Erzeugerbetrieben, die quantitativ auf kommensale *E. coli* untersucht wurden, lag die Keimzahl oberhalb der Nachweisgrenze von 10 KbE/g der quantitativen Methode. Die maximale Keimzahl betrug $3{,}0 \times 10^6$ KbE/g. In Proben von Blatt- und Kopfsalaten aus dem Einzelhandel wurden zu 1,1 % kommensale *E. coli* mit der quantitativen Methode nachgewiesen. Als höchste Keimbelastung wurden $1{,}7 \times 10^3$ KbE/g gemessen.

Tab. 18.1 Quantitative Bestimmung von kommensalen *E. coli* in Proben von Blatt- und Kopfsalaten aus Erzeugerbetrieben und im Einzelhandel

Matrix	Anzahl Proben (*N*), bei denen eine quantitative Bestimmung vorgenommen wurde	Anzahl und Anteil (in %) Proben mit kommensalen *E. coli*-Nachweis oberhalb der Nachweisgrenze von 10 KbE/g	Anzahl KbE/g der positiven Proben		
			Min	Median	Max
Blatt- und Kopfsalate aus Erzeugerbetrieben	314	12 (3,8)	20	105	$3{,}0 \times 10^6$
Blatt- und Kopfsalate im Einzelhandel	442	5 (1,1)	10	100	$1{,}7 \times 10^3$

Insgesamt wurden bei 3.529 Isolaten von *Salmonella* spp., *Campylobacter* spp., MRSA, VTEC und kommensalen *E. coli* minimale Hemmkonzentrationen (MHK) bestimmt und die ermittelten Konzentrationen bewertet. Die Bewertung der minimalen Hemmkonzentrationen (MHK) erfolgte anhand der epidemiologischen Cut-Off-Werte (s. Abschn. 3.3.2).

5.1   *Salmonella* spp.

Insgesamt wurden 155 Salmonella-Isolate getestet, die einem der 9 Programme des Resistenz-Monitorings zugeordnet werden konnten (Tab. 19 bis 21; Abb. 3). Bei der Resistenztestung wurden auch Isolate berücksichtigt, die im Rahmen der Salmonella-Bekämpfungsprogramme bei Legehennen, Masthähnchen und Mastputen gewonnen wurden. Diese Isolate sind nicht Teil des Zoonosen-

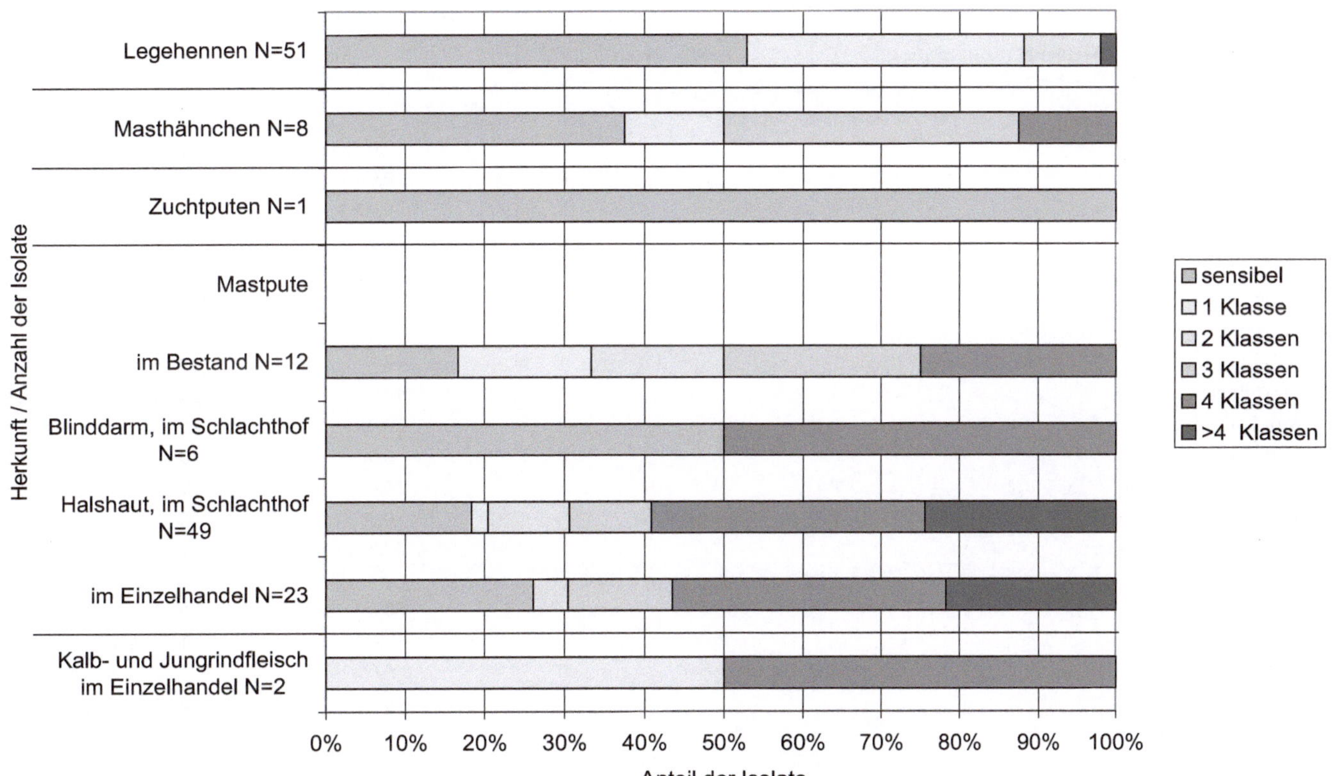

Abb. 3   Resistenz bei *Salmonella* spp. Anzahl der Substanzklassen, gegen welche die Isolate resistent waren

Berichte zur Lebensmittelsicherheit 2012, DOI 10.1007/978-3-319-04409-5_5,
© Bundesamt für Verbraucherschutz und Lebensmittelsicherheit (BVL) 2014

Tab. 19 Anzahl und Anteil getesteter bzw. resistenter Salmonella-Isolate sowie Anzahl der Substanzklassen, gegen welche die Isolate resistent waren

Tierart/Matrix	Legehennen		Masthähnchen		Mastputen		Zuchtputen	
	N	%	*N*	%	*N*	%	*N*	%
Anzahl untersucht	**51**		**8**		**12**		**1**	
Gentamicin	0	0,0	0	0,0	1	8,3	0	0,0
Kanamycin	0	0,0	1	12,5	2	16,7	0	0,0
Streptomycin	7	13,7	4	50,0	6	50,0	0	0,0
Chloramphenicol	1	2,0	0	0,0	0	0,0	0	0,0
Florfenicol	1	2,0	0	0,0	0	0,0	0	0,0
Cefotaxim	0	0,0	0	0,0	0	0,0	0	0,0
Ceftazidim	0	0,0	0	0,0	0	0,0	0	0,0
Nalidixinsäure	1	2,0	2	25,0	0	0,0	0	0,0
Ciprofloxacin	1	2,0	2	25,0	0	0,0	0	0,0
Ampicillin	2	3,9	2	25,0	6	50,0	0	0,0
Colistin	16	31,4	0	0,0	0	0,0	0	0,0
Sulfamethoxazol	5	9,8	3	37,5	7	58,3	0	0,0
Trimethoprim	1	2,0	2	25,0	0	0,0	0	0,0
Tetrazyklin	1	2,0	2	25,0	8	66,7	0	0,0
sensibel	27	52,9	3	37,5	2	16,7	1	100,0
einfach resistent	18	35,3	1	12,5	2	16,7	0	0,0
zweifach resistent	5	9,8	0	0,0	2	16,7	0	0,0
dreifach resistent	0	0,0	3	37,5	3	25,0	0	0,0
vierfach resistent	0	0,0	1	12,5	3	25,0	0	0,0
> vierfach resistent	1	2,0	0	0,0	0	0,0	0	0,0

Tab. 20 Anzahl und Anteil getesteter bzw. resistenter Salmonella-Isolate sowie Anzahl der Substanzklassen, gegen welche die Isolate resistent waren

Tierart/Matrix	Blatt- und Kopfsalate		Mastputen (Blinddarm)		Mastputen (Halshaut)	
	N	%	*N*	%	*N*	%
Anzahl untersucht	**0**		**6**		**49**	
Gentamicin			0	0,0	1	2,0
Kanamycin			0	0,0	2	4,1
Streptomycin			3	50,0	33	67,3
Chloramphenicol			0	0,0	0	0,0
Florfenicol			0	0,0	0	0,0
Cefotaxim			0	0,0	0	0,0
Ceftazidim			0	0,0	0	0,0
Nalidixinsäure			1	16,7	25	51,0
Ciprofloxacin			1	16,7	34	69,4
Ampicillin			3	50,0	17	34,7
Colistin			0	0,0	0	0,0
Sulfamethoxazol			3	50,0	32	65,3
Trimethoprim			0	0,0	16	32,7
Tetrazyklin			2	33,3	38	77,6
sensibel			3	50,0	9	18,4
einfach resistent			0	0,0	1	2,0
zweifach resistent			0	0,0	5	10,2
dreifach resistent			0	0,0	5	10,2
vierfach resistent			3	50,0	17	34,7
> vierfach resistent			0	0,0	12	24,5

Tab. 21   Anzahl und Anteil getesteter bzw. resistenter Salmonella-Isolate sowie Anzahl der Substanzklassen, gegen welche die Isolate resistent waren

Tierart/Matrix	Kalb- und Jungrind- fleisch		Putenfleisch		Fleisch von Wildwiederkäuern		Blatt- und Kopfsalate	
	N	%	*N*	%	*N*	%	*N*	%
Anzahl untersucht	**2**		**23**		**0**		**0**	
Gentamicin	0	0,0	6	26,1				
Kanamycin	0	0,0	6	26,1				
Streptomycin	1	50,0	15	65,2				
Chloramphenicol	0	0,0	0	0,0				
Florfenicol	0	0,0	0	0,0				
Cefotaxim	0	0,0	0	0,0				
Ceftazidim	0	0,0	0	0,0				
Nalidixinsäure	0	0,0	12	52,2				
Ciprofloxacin	0	0,0	12	52,2				
Ampicillin	2	100,0	14	60,9				
Colistin	0	0,0	1	4,3				
Sulfamethoxazol	1	50,0	13	56,5				
Trimethoprim	0	0,0	2	8,7				
Tetrazyklin	1	50,0	13	56,5				
sensibel			6	26,1				
einfach resistent	1	50,0						
zweifach resistent			1	4,3				
dreifach resistent			3	13,0				
vierfach resistent	1	50,0	8	34,8				
> vierfach resistent			5	21,7				

Monitorings. Die überwiegende Anzahl der Isolate stammte von Legehennen ($N = 51$) aus dem Bekämpfungsprogramm und von den Karkassen von Mastputen im Schlachthof ($N = 49$). Aus den Programmen bei Fleisch von Wildwiederkäuern sowie zu Blatt- und Kopfsalaten standen keine Salmonella-Isolate zur Verfügung.

Die höchste Resistenzrate wurde 2012 bei den Salmonella-Isolaten aus Mastputen nachgewiesen. Von den Isolaten aus Putenbeständen aus dem Erzeugerbetrieb waren 83,3 % resistent gegen mindestens eine der untersuchten Substanzklassen, Isolate von Schlachtkörpern der Mastputen und Putenfleisch zeigten mit 81,6 % bzw. 73,9 % ähnliche bzw. etwas geringere Resistenzraten. Bei Salmonella-Isolaten von Masthähnchen und von Legehennen aus den Bekämpfungsprogrammen lag der Anteil resistenter Isolate bei 62,5 % bzw. 47,1 %. Die beiden Isolate von Kalb- und Jungrindfleisch zeigten ebenfalls Resistenz gegen mindestens eine Wirkstoffklasse.

Im Hinblick auf die einzelnen Wirkstoffe wiesen – wie in vergangenen Jahren – die 4 Substanzen Streptomycin, Tetrazyklin, Ampicillin und Sulfamethoxazol die höchsten Resistenzraten auf. Dies war insbesondere bei den Isolaten aus der Putenfleischkette auffällig, betraf aber auch die beiden Isolate von Kalb- und Jungrindfleisch.

Resistenzen gegen (Fluor)chinolone wurden vor allem bei Isolaten von Putenkarkassen und von Putenfleisch im Einzelhandel, aber auch in geringerem Umfang bei den Isolaten von Blinddarmproben von Puten und den Isolaten von Masthähnchen beobachtet.

Resistenzen gegenüber den Cephalosporinen der 3. Generation (Cefotaxim und Ceftazidim) wurden bei den Salmonella-Isolaten nicht beobachtet.

Auffällig ist der hohe Anteil an Salmonella-Isolaten von Legehennen mit einer Resistenz gegen Colistin (31,4 %). Resistenzen gegen diesen Wirkstoff wurden auch bei einem Isolat aus Putenfleisch nachgewiesen. Resistenzen gegen Colistin wurden in 2012 erstmalig bei der Bewertung der Mehrfachresistenzen berücksichtigt, was den im Vergleich zu 2011 deutlich höheren Anteil von Isolaten mit einer Resistenz gegen mindestens eine Wirkstoffklasse bei Legehennen erklärt.

5.2   *Campylobacter* spp.

Insgesamt wurden 568 Campylobacter-Isolate getestet, die einem der fünf vorgeschlagenen Programme zugeordnet werden konnten. Hierbei handelte es sich um 308 Isolate von *Campylobacter jejuni* und 255 Isolate von *Campylobacter coli*. Die 5 Isolate von *Campylobacter lari* bzw. *Campylobacter hyointestinalis* wurden von der weiteren Betrachtung ausgeschlossen, so dass 563 Isolate in die Auswertung eingeflossen sind. Die überwiegende Anzahl der Isolate (*Campylobacter jejuni*, *Campylobacter coli*) stammte aus der Lebensmittelkette Putenfleisch (464 Isolate insgesamt; Mastputen am Schlachthof; Zäkum und Halshaut von Karkassen; Fleisch im Einzelhandel). Von Mastkälbern und Jungrindern sowie Kalb- und Jungrindfleisch standen insgesamt 97 Isolate für die Resistenztestung zur Verfügung, aus Fleisch von Wildwiederkäuern 2 Isolate.

Die Darstellung und Bewertung der Untersuchungsergebnisse erfolgte getrennt für beide Spezies. Abbildung 4 zeigt die Untersuchungsergebnisse der eingesandten Campylobacter-Isolate nach ihrer Herkunft. Die Ergebnisse der Programme sind für die beiden Campylobacter-Spezies in den Tabellen 22a,b und 23a,b gegenübergestellt. Die überwiegende Mehrzahl der Isolate aus der Putenfleischkette sowie von Mastkälbern und Jungrindern zeigte Resistenzen gegen eine oder mehrere Wirkstoffklassen, wobei dieser Anteil bei *Campylobacter jejuni* etwas niedriger war (77–84 %) als bei *Campylobacter coli* (> 95 %). Nur ein geringer Anteil der Isolate war sensibel gegen alle Wirkstoffe. Der Anteil sensibler Isolate lag in den unterschiedlichen Programmen bei Mastputen und Putenfleisch zwischen 20,0 % und 23,1 % für *Campylobacter jejuni* und zwischen 1,7 % und 3,8 % für *Campylobacter coli*. Für die Isolate von Mastkälbern und Jungrindern lag der Anteil sensibler Isolate bei 16,4 % (*Campylobacter jejuni*) bzw. 4,3 % (*Campylobacter coli*).

In der Putenfleischkette wurden die höchsten Resistenzraten gegenüber (Fluor)chinolonen (*Campylobacter jejuni* 68,0–71,0 %, *Campylobacter coli* 80,4–93,3 % für Ciprofloxacin) und Tetrazyklin (*Campylobacter jejuni* 53,8–68,0 %; *Campylobacter coli* 82,6–93,7 %) beobachtet (Tab. 22a,b).

Bei den Isolaten von Mastkälbern und Jungrindern am Schlachthof wurden die höchsten Resistenzraten gegenüber Tetrazyklin (*Campylobacter jejuni* 76,7 %; *Campylobacter coli* 95,7 %) beobachtet (Tab. 23a,b). Auch gegenüber den (Fluor)chinolonen lagen die Resistenzraten sehr hoch (*Campylobacter jejuni* 52,1 %, *Campylobacter coli* 82,6 % für Ciprofloxacin). Auffällig sind die unterschiedlichen Resistenzraten bei Isolaten von Mastkälbern und Jungrindern gegenüber Streptomycin. Während 8,2 % der *Campylobacter jejuni*-Isolate eine mikrobiologische Resistenz zeigten, traf dies für 87,0 % der *Campylobacter coli*-Isolate zu. Die Isolate von Kalb-/Jungrindfleisch (1 *Campylobacter coli*) und aus Fleisch von Wildwiederkäuern (2 *Campylobacter jejuni*) zeigten ein ähnliches Resistenzmuster.

In beiden Lebensmittelketten wurden keine Resistenzen gegen Gentamicin und Chloramphenicol ermittelt. Resistenzen gegen Erythromycin wurden überwiegend bei *Campylobacter coli* nachgewiesen.

Tab. 22a Anzahl und Anteil getesteter bzw. resistenter *Campylobacter jejuni*-Isolate sowie Anzahl der Substanzklassen, gegen welche die Isolate resistent waren

Tierart/Matrix	Mastputen (Blinddarm)		Mastputen (Halshaut)		Putenfleisch	
	N	%	*N*	%	lN	%
Anzahl untersucht	**75**		**93**		**65**	
Gentamicin						
Streptomycin	7	9,3	5	5,4	1	1,5
Chloramphenicol						
Ciprofloxacin	51	68,0	66	71,0	45	69,2
Nalidixinsäure	39	52,0	50	53,8	41	63,1
Erythromycin			2	2,2	1	1,5
Tetrazyklin	51	68,0	50	53,8	36	55,4
sensibel	15	20,0	21	22,6	15	23,1
einfach resistent	18	24,0	27	29,0	19	29,2
zweifach resistent	35	46,7	39	41,9	29	44,6
dreifach resistent	7	9,3	6	6,5	2	3,1
vierfach resistent						
> vierfach resistent						

Tab. 22b Anzahl und Anteil getesteter bzw. resistenter *Campylobacter coli*-Isolate sowie Anzahl der Substanzklassen, gegen welche die Isolate resistent waren

Tierart/Matrix	Mastputen (Blinddarm)		Mastputen (Halshaut)		Putenfleisch	
	N	%	*N*	%	*N*	%
Anzahl untersucht	**79**		**92**		**60**	
Gentamicin						
Streptomycin	13	16,5	16	17,4	13	21,7
Chloramphenicol						
Ciprofloxacin	73	92,4	74	80,4	56	93,3
Nalidixinsäure	69	87,3	72	78,3	53	88,3
Erythromycin	28	35,4	20	21,7	14	23,3
Tetrazyklin	74	93,7	76	82,6	50	83,3
sensibel	3	3,8	3	3,3	1	1,7
einfach resistent	5	6,3	21	22,8	9	15,0
zweifach resistent	38	48,1	44	47,8	30	50,0
dreifach resistent	25	31,6	19	20,7	16	26,7
vierfach resistent	8	10,1	5	5,4	4	6,7
> vierfach resistent						

Tab. 23a   Anzahl und Anteil getesteter bzw. resistenter *Campylobacter jejuni*-Isolate sowie Anzahl der Substanzklassen, gegen welche die Isolate resistent waren

Tierart/Matrix	Mastkälber und Jungrinder (Dickdarm)		Kalb- und Jungrindfleisch		Fleisch von Wildwiederkäuern	
	N	%	*N*	%	*N*	%
Anzahl untersucht	73		0		2	
Gentamicin						
Streptomycin	6	8,2			1	50,0
Chloramphenicol	0	0,0				
Ciprofloxacin	38	52,1				
Nalidixinsäure	32	43,8				
Erythromycin	2	2,7				
Tetrazyklin	56	76,7				
sensibel	12	16,4			1	50,0
einfach resistent	27	37,0			1	50,0
zweifach resistent	28	38,4				
dreifach resistent	5	6,8				
vierfach resistent	1	1,4				
> vierfach resistent						

Tab. 23b   Anzahl und Anteil getesteter bzw. resistenter *Campylobacter coli*-Isolate sowie Anzahl der Substanzklassen, gegen welche die Isolate resistent waren

Tierart/Matrix	Mastkälber und Jungrinder (Dickdarm)		Kalb- und Jungrindfleisch		Fleisch von Wildwiederkäuern	
	N	%	*N*	%	*N*	%
Anzahl untersucht	23		1		0	
Gentamicin	0	0,0	0	0,0		
Streptomycin	20	87,0	1	100,0		
Chloramphenicol	0	0,0	0	0,0		
Ciprofloxacin	19	82,6	1	100,0		
Nalidixinsäure	17	73,9	1	100,0		
Erythromycin	7	30,4	0	0,0		
Tetrazyklin	22	95,7	1	100,0		
sensibel	1	4,3	0	0,0		
einfach resistent	0	0,0	0	0,0		
zweifach resistent	4	17,4	0	0,0		
dreifach resistent	12	52,2	1	100,0		
vierfach resistent	6	26,1	0	0,0		
> vierfach resistent	0	0,0	0	0,0		

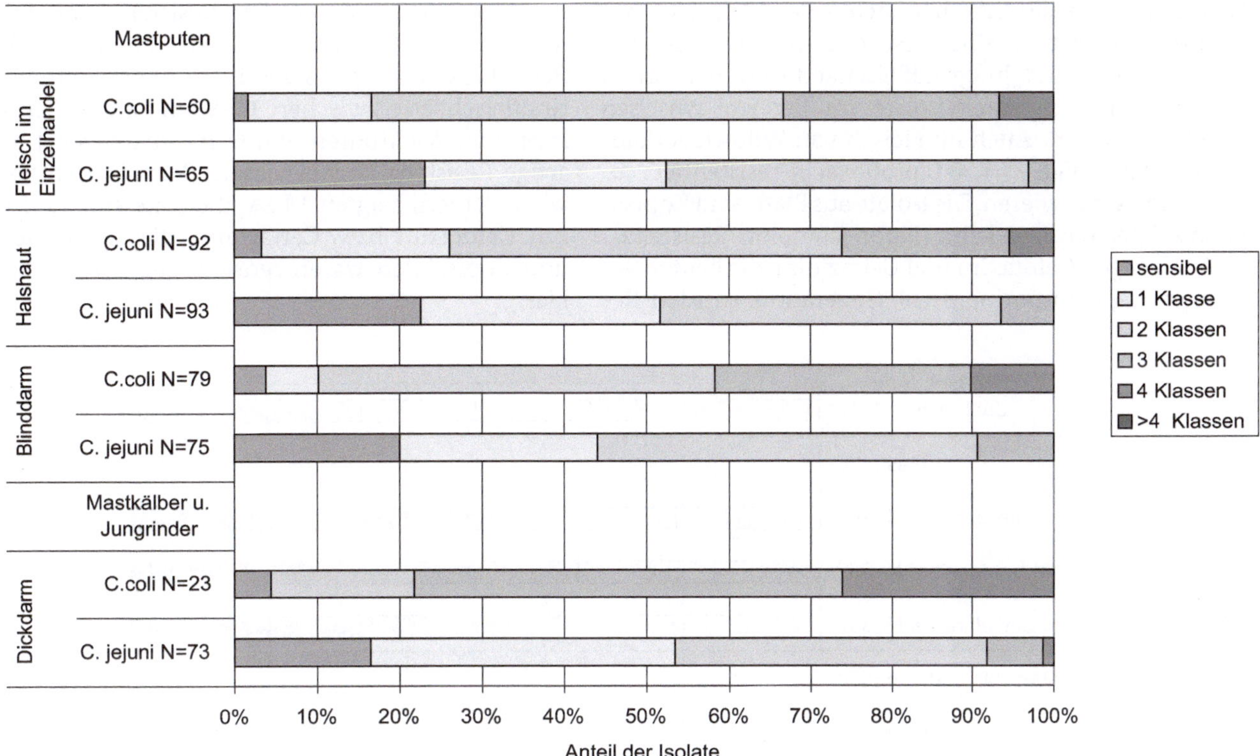

Abb. 4 Resistenz bei *Campylobacter* spp. Anzahl der Substanzklassen, gegen welche die Isolate resistent waren

5.3 Kommensale *Escherichia coli*

Insgesamt wurden 1.604 *E. coli*-Isolate getestet, die den zehn vorgeschlagenen Programmen zugeordnet werden konnten. Während bei den Programmen in der Primärproduktion sowie am Schlachthof jeweils mehr als die angestrebten 170 Isolate eingesandt wurden, standen aus den Lebensmitteln, insbesondere von Kalb- und Jungrindfleisch sowie von Blatt- und Kopfsalaten deutlich weniger Isolate für die Resistenztestung zur Verfügung. Abbildung 5 zeigt die Untersuchungsergebnisse der eingesandten kommensalen *E. coli*-Isolate nach ihrer Herkunft.

Die Ergebnisse der Programme in der Putenfleischkette sind in Tabelle 24 gegenübergestellt. In Tabelle 25 werden die Erkenntnisse zu den Isolaten aus der Kalbfleisch- und Jungrindfleischkette zusammengefasst. Tabelle 26 stellt die Resistenzraten der Isolate aus Fleisch von Wildwiederkäuern sowie von Blatt- und Kopfsalaten dar.

Der Anteil sensibler Isolate aus der Putenfleischkette schwankte zwischen 10,7 % und 15,7 %. Bei 4 von 12 Isolaten von Zuchtputen wurden ebenfalls Resistenzen ermittelt. Isolate aus der Kalb- und Jungrindfleischkette waren zu 36,6 % bis 50 % sensibel gegen alle getesteten

Wirkstoffe. Knapp 90 % der *E. coli*-Isolate aus Fleisch von Wildwiederkäuern waren sensibel gegen alle getesteten Wirkstoffe. Dies traf auch für 12 von 14 Isolaten von Blatt- und Kopfsalaten zu. Entsprechend waren die Anteile resistenter und multiresistenter Isolate bei Mastputen am höchsten, lagen bei Mastkälbern und Jungrindern im mittleren Bereich und waren bei Fleisch von Wildwiederkäuern und Salaten am niedrigsten.

Die Resistenzraten bei *E. coli* für die einzelnen antimikrobiellen Substanzen sind in den Tabellen 24 bis 26 zusammengefasst. Es werden Unterschiede in den beobachteten Resistenzraten in Abhängigkeit von der Herkunft der Isolate deutlich. Die höchsten Resistenzraten (> 70 %) wurden für Ampicillin und Tetrazyklin bei Isolaten von Mastputen und Putenfleisch festgestellt. Resistenzraten von etwa 50 % oder mehr wurden in der Putenfleischkette gegenüber Sulfamethoxazol und Streptomycin beobachtet. Bei den Isolaten aus der Kalb- und Jungrindfleischkette wurden ebenfalls gegen diese Wirkstoffe die höchsten Resistenzraten beobachtet, sie variierten zwischen 35 % und 60 %.

Gegen (Fluor-)chinolone waren vor allem Isolate von Mastputen und aus Putenfleisch (32,2 % bis 41,4 % für

Ciprofloxacin) resistent, aber auch 3 der 12 Isolate von Zuchtputen zeigten eine Resistenz. Bei den Isolaten aus der Kalb- und Jungrindfleischkette lag der Anteil Ciprofloxacin-resistenter Isolate im Bereich zwischen 12,0 % und 15,1 %. Auch im Fleisch von Wildwiederkäuern wurden einige ($n = 4$) Ciprofloxacin-resistente *E. coli*-Isolate nachgewiesen. Die Isolate aus Blatt- und Kopfsalaten zeigten dagegen keine (Fluor-)chinolon-Resistenz.

Auch gegen Cefotaxim und Ceftazidim, die beiden getesteten Cephalosporine der 3. Generation, wurden Re-sistenzen nachgewiesen. Die Resistenzraten gegen Cefotaxim lagen bei Isolaten aus der Putenfleischkette im Bereich zwischen 1,5 % und 5,2 %, in der Kalb- und Jungrindfleischkette zwischen 1,0 % und 4,6 %. Bei den Isolaten von Zuchtputen wurde in einem Isolat eine derartige Resistenz nachgewiesen. Beim Fleisch von Wildwiederkäuern zeigten 1 bzw. 2 Isolate eine Resistenz gegen Cefotaxim bzw. Ceftazidim, die Isolate von Blatt- und Kopfsalaten waren sensibel gegen diese Substanzklasse.

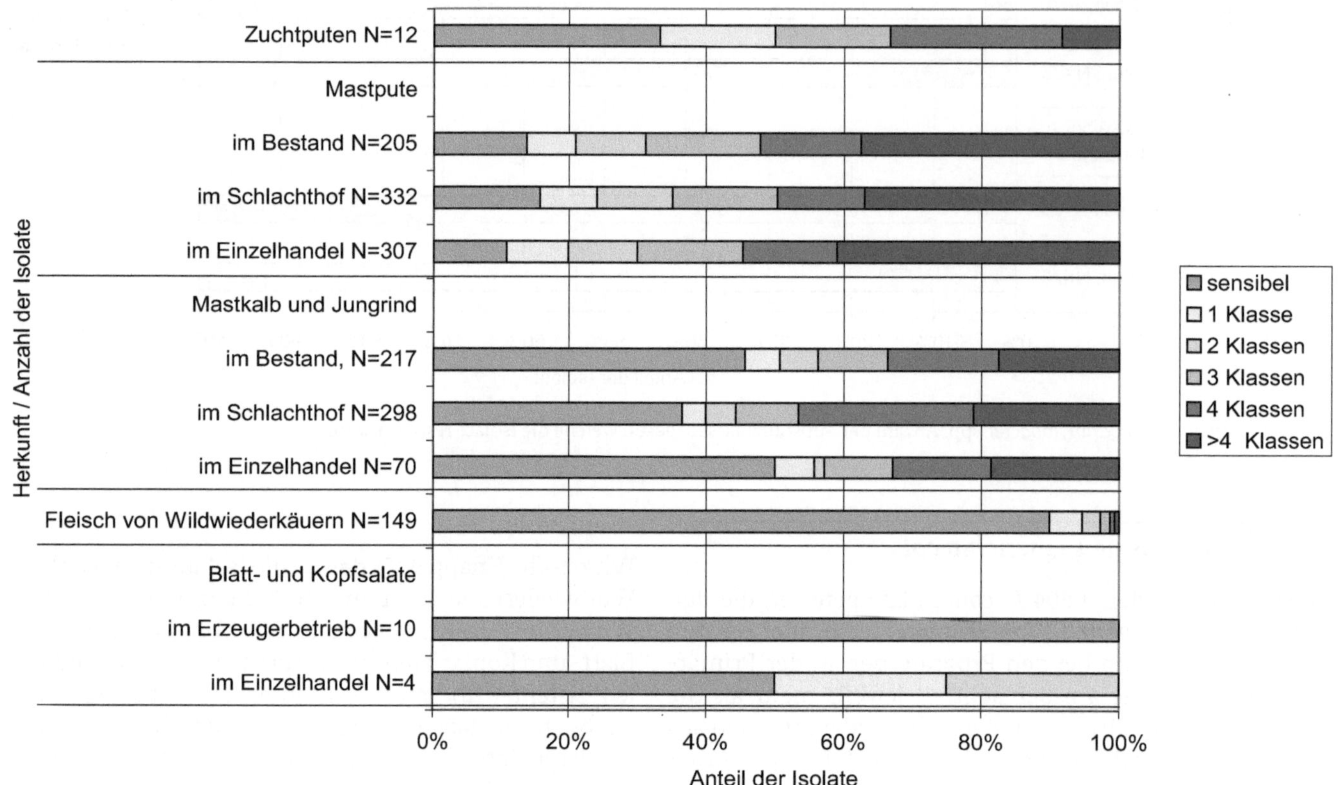

Abb. 5   Resistenz bei kommensalen *E. coli*. Anzahl der Substanzklassen, gegen welche die Isolate resistent waren

Tab. 24 Anzahl und Anteil resistenter kommensaler *E. coli*-Isolate aus der Putenfleischkette sowie Anzahl der Substanzklassen, gegen welche die Isolate resistent waren

Tierart/Matrix	Mastputen		Zuchtputen		Mastputen (Blinddarm)		Putenfleisch	
	N	%	*N*	%	*N*	%	*N*	%
Anzahl untersucht	**205**		**12**		**332**		**307**	
Gentamicin	39	19,0	1	8,3	40	12,0	44	14,3
Kanamycin	54	26,3	1	8,3	74	22,3	65	21,2
Streptomycin	104	50,7	4	33,3	160	48,2	153	49,8
Chloramphenicol	75	36,6	2	16,7	103	31,0	109	35,5
Florfenicol	8	3,9	1	8,3	12	3,6	17	5,5
Cefotaxim	6	2,9	1	8,3	5	1,5	16	5,2
Ceftazidim	6	2,9	1	8,3	5	1,5	12	3,9
Nalidixinsäure	55	26,8	3	25,0	98	29,5	111	36,2
Ciprofloxacin	66	32,2	3	25,0	123	37,0	127	41,4
Ampicillin	164	80,0	7	58,3	235	70,8	245	79,8
Colistin	36	17,6	0	0,0	32	9,6	32	10,4
Sulfamethoxazol	118	57,6	4	33,3	184	55,4	178	58,0
Trimethoprim	75	36,6	3	25,0	134	40,4	122	39,7
Tetrazyklin	148	72,2	5	41,7	236	71,1	227	73,9
sensibel	28	13,7	4	33,3	52	15,7	33	10,7
einfach resistent	15	7,3	2	16,7	28	8,4	28	9,1
zweifach resistent	21	10,2			37	11,1	31	10,1
dreifach resistent	34	16,6	2	16,7	50	15,1	47	15,3
vierfach resistent	30	14,6	3	25,0	42	12,7	42	13,7
> vierfach resistent	77	37,6	1	8,3	123	37,0	126	41,0

Tab. 25 Anzahl und Anteil resistenter *E. coli*-Isolate aus der Kalb- und Jungrinderfleischkette sowie Anzahl der Substanzklassen, gegen welche die Isolate resistent waren

Tierart/Matrix	Mastkälber und Jungrinder		Mastkälber und Jungrinder (Dickdarm)		Kalb- und Jungrindfleisch	
	N	%	*N*	%	*N*	%
Anzahl untersucht	**217**		**298**		**70**	
Gentamicin	18	8,3	15	5,0	3	4,3
Kanamycin	35	16,1	59	19,8	10	14,3
Streptomycin	93	42,9	130	43,6	25	35,7
Chloramphenicol	38	17,5	52	17,4	12	17,1
Florfenicol	24	11,1	13	4,4	6	8,6
Cefotaxim	10	4,6	3	1,0	3	4,3
Ceftazidim	6	2,8	3	1,0	3	4,3
Nalidixinsäure	23	10,6	39	13,1	9	12,9
Ciprofloxacin	26	12,0	45	15,1	9	12,9
Ampicillin	79	36,4	162	54,4	28	40,0
Colistin[2]	2	0,9	4	1,3	4	5,7
Sulfamethoxazol	99	45,6	159	53,4	27	38,6
Trimethoprim	84	38,7	139	46,6	25	35,7
Tetrazyklin	97	44,7	176	59,1	31	44,3
sensibel	99	45,6	109	36,6	35	50,0
einfach resistent	11	5,1	10	3,4	4	5,7
zweifach resistent	12	5,5	13	4,4	1	1,4
dreifach resistent	22	10,1	27	9,1	7	10,0
vierfach resistent	35	16,1	76	25,5	10	14,3
> vierfach resistent	38	17,5	63	21,1	13	18,6

Tab. 26   Anzahl und Anteil resistenter kommensaler *E. coli*-Isolate aus Fleisch von Wildwiederkäuern und von Kopf- und Blattsalaten sowie Anzahl der Substanzklassen, gegen welche die Isolate resistent waren

Tierart/Matrix	Fleisch von Wildwiederkäuern		Blatt- u. Kopfsalate		Blatt- u. Kopfsalate	
	N	*N*	*N*		*N*	
Anzahl untersucht	**149**	**149**	**10**		**4**	
Gentamicin	1	0,7				
Kanamycin	1	0,7				
Streptomycin	5	3,4			1	25,0
Chloramphenicol	1	0,7				
Florfenicol						
Cefotaxim	1	0,7				
Ceftazidim	2	1,3				
Nalidixinsäure	1	0,7				
Ciprofloxacin	4	2,7				
Ampicillin	2	1,3				
Colistin	2	1,3				
Sulfamethoxazol	9	6,0				
Trimethoprim	5	3,4				
Tetrazyklin	5	3,4			2	50,0
sensibel	134	89,9	10	100	2	50,0
einfach resistent	7	4,7			1	25,0
zweifach resistent	4	2,7			1	25,0
dreifach resistent	2	1,3				
vierfach resistent	1	0,7				
> vierfach resistent	1	0,7				

5.4 Verotoxinbildende *Escherichia coli* (VTEC)

Insgesamt wurden 308 VTEC-Isolate auf ihre Resistenz getestet, die aus 6 geplanten Programmen stammten (Abb. 6). Die überwiegende Mehrzahl der Isolate stammte von Mastkälbern und Jungrindern im Bestand ($N = 84$) bzw. aus Dickdarmproben am Schlachthof ($N = 89$). Die Ergebnisse der Resistenztestung der Isolate aus den verschiedenen Herkünften sind in den Tabellen 27a,b gegenübergestellt.

Während 69 % der VTEC-Isolate vom Mastkälbern und Jungrinder im Bestand gegen mindestens eine Substanzklasse resistent waren, lag dieser Anteil bei Isolaten aus Dickdarmproben am Schlachthof bei 52 %. Hiervon unterschieden sich die Isolate von den Karkassen deutlich: 88 % zeigten mindestens eine Resistenz. Bei den Isolaten aus Kalb- und Jungrindfleisch betrug der Anteil resistenter Isolate 59 %. Im Unterschied dazu waren die Isolate vom Fleisch von Wildwiederkäuern und von Blatt- und Kopfsalaten überwiegend sensibel.

Die höchsten Resistenzraten wurden bei den VTEC-Isolaten aus der Kalbfleisch- und Jungrindfleischkette gegen Tetrazyklin, Sulfamethoxazol, Streptomycin, Trimethoprim und Ampicillin beobachtet. Resistenzen gegen (Fluor-)chinolone (Nalidixinsäure, Ciprofloxacin) wurden insbesondere bei den Proben aus den Betrieben nachgewiesen, hier zeigten 6 (7,1 %) der 84 Isolate eine Resistenz gegen Ciprofloxacin. Resistenzen gegen die getesteten Cephalosporine Cefotaxim und Ceftazidim wurden bei 2 Isolaten aus den Betrieben sowie bei 3 Isolaten aus Kalbfleisch- und Jungrindfleisch nachgewiesen. Bei den VTEC-Isolaten vom Fleisch von Wildwiederkäuern wurde ausschließlich eine Tetrazyklin-Resistenz nachgewiesen.

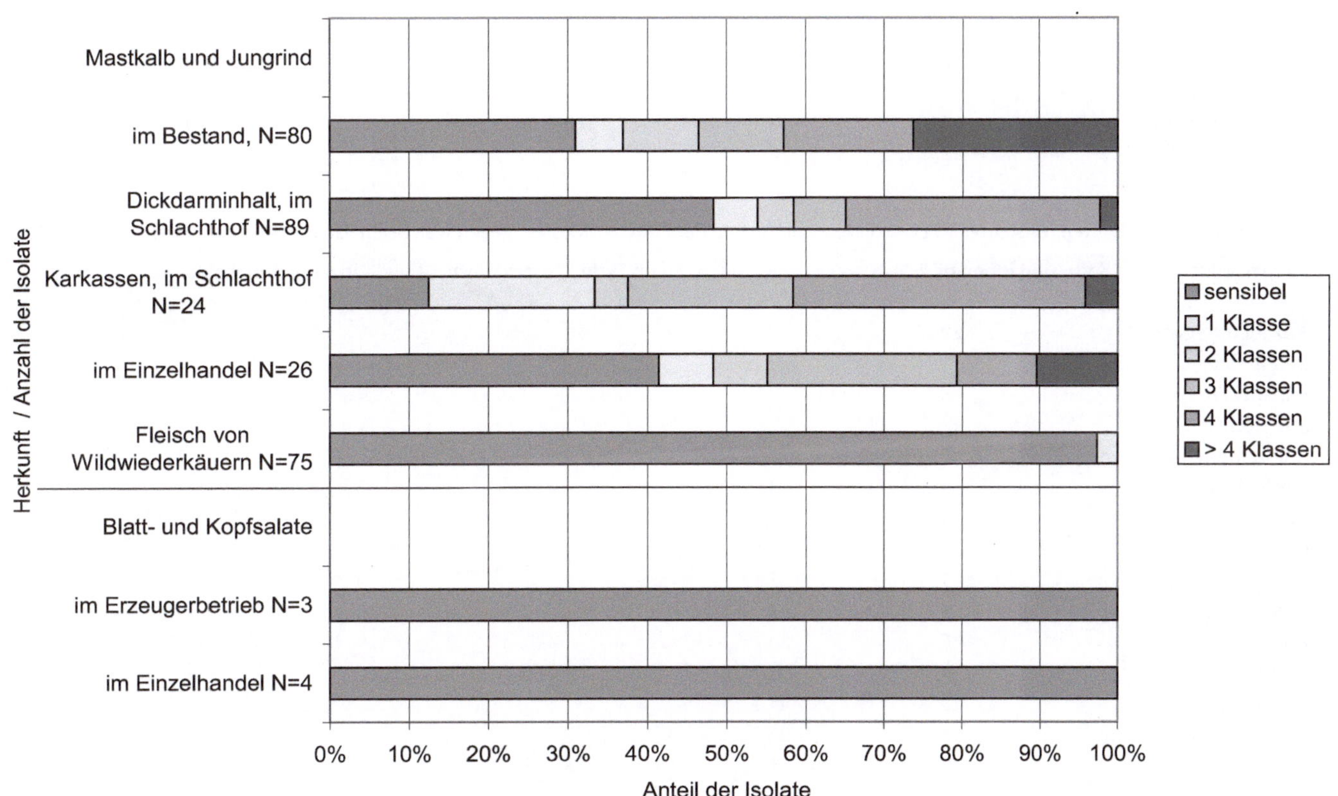

Abb. 6 Resistenz bei VTEC. Anzahl der Substanzklassen, gegen welche die Isolate resistent waren

Tab. 27a   Anzahl und Anteil resistenter VTEC-Isolate sowie Anzahl der Substanzklassen, gegen welche die Isolate resistent waren

Tierart/Matrix	Mastkälber und Jungrinder		Mastkälber und Jungrinder (Dickdarm)		Mastkälber und Jungrinder (Schlachtkörper)		
	N	%	N	N	%	%
Anzahl untersucht	**84**		**89**		**24**	
Gentamicin	15	17,9	7	7,9	7	29,2
Kanamycin	20	23,8	21	23,6	11	45,8
Streptomycin	44	52,4	32	36,0	13	54,2
Chloramphenicol	23	27,4	3	3,4	3	12,5
Florfenicol	11	13,1	2	2,2	1	4,2
Cefotaxim	2	2,4				
Ceftazidim	1	1,2				
Nalidixinsäure	5	6,0	1	1,1		
Ciprofloxacin	6	7,1	1	1,1		
Ampicillin	35	41,7	32	36,0	9	37,5
Colistin	1	1,2	0	0,0	0	0,0
Sulfamethoxazol	50	59,5	41	46,1	16	66,7
Trimethoprim	32	38,1	27	30,3	14	58,3
Tetrazyklin	52	61,9	43	48,3	19	79,2
sensibel	26	31,0	43	48,3	3	12,5
einfach resistent	5	6,0	5	5,6	5	20,8
zweifach resistent	8	9,5	4	4,5	1	4,2
dreifach resistent	9	10,7	6	6,7	5	20,8
vierfach resistent	14	16,7	29	32,6	9	37,5
> vierfach resistent	22	26,2	2	2,2	1	4,2

Tab. 27b   Anzahl und Anteil resistenter VTEC-Isolate sowie Anzahl der Substanzklassen, gegen welche die Isolate resistent waren

Tierart/Matrix	Kalb- und Jungrindfleisch		Fleisch von Wildwiederkäuern		Blatt- u. Kopfsalate	
	N	%	N	%	N	%
Anzahl untersucht	**29**		**75**		**7**	
Gentamicin	1	3,4				
Kanamycin	5	17,2				
Streptomycin	11	37,9				
Chloramphenicol	5	17,2				
Florfenicol	4	13,8				
Cefotaxim	3	10,3				
Ceftazidim	1	3,4				
Nalidixinsäure	1	3,4				
Ciprofloxacin	1	3,4				
Ampicillin	6	20,7				
Colistin	0	0,0				
Sulfamethoxazol	13	44,8				
Trimethoprim	8	27,6				
Tetrazyklin	17	58,6	2	2,7		
sensibel	12	41,4	73	97,3	7	100,0
einfach resistent	2	6,9	2	2,7		
zweifach resistent	2	6,9				
dreifach resistent	7	24,1				
vierfach resistent	3	10,3				
> vierfach resistent	3	10,3				

5.5   Methicillin-resistente *Staphylococcus aureus* (MRSA)

Insgesamt wurden 888 MRSA-Isolate getestet, die einem der acht vorgeschlagenen Programme zugeordnet werden konnten. Die überwiegende Anzahl der Isolate stammte aus der Putenfleischkette ($N = 579$), 309 Isolate hingegen der Lebensmittelkette Kalb/Jungrind.

Alle Isolate zeigten Mehrfachresistenzen gegen mindestens 2 der 17 getesteten Substanzklassen. Sensible Isolate wurden aufgrund der Erregerdefinition nicht festgestellt.

Isolate aus der Putenfleischkette wiesen einen hohen Anteil (ca. 70 %) resistenter Isolate gegenüber mindestens 6 Wirkstoffklassen auf, wobei zwischen den Putenkarkassen am Schlachthof und dem Putenfleisch im Einzelhandel nur geringfügige Unterschiede bestanden. Abbildung 7 gibt eine Übersicht über die Zahl der Substanzklassen gegen welche die Isolate in Abhängigkeit von der Herkunft resistent waren.

Nach den β-Laktamen wurden die höchsten Resistenzraten bei den meisten Herkünften gegenüber Tetrazyklin festgestellt. Aber auch gegen Trimethoprim, Clindamycin und Erythromycin wurden Resistenzraten über 70 % beobachtet. Unterschiede zwischen den beiden betrachteten Ketten (Kalb vs. Pute) bestanden im Hinblick auf die Resistenz gegen Tiamulin, Quinupristin/Dalfopristin und Ciprofloxacin. Hier wiesen Isolate aus der Putenfleischkette höhere Resistenzraten auf als solche aus der Kalb-/Jungrindfleischkette. Gegenüber Streptomycin waren dagegen mehr Isolate vom Kalb/Jungrind resistent. Keine oder nur ganz vereinzelte Resistenzen wurden gegenüber den humanmedizinischen Reserveantibiotika Vancomycin, Rifampicin, Mupirocin und Linezolid beobachtet. Gegenüber Fusidinsäure fanden sich in allen Herkünften einige wenige resistente Isolate.

Die Ergebnisse für die einzelne Programme und Wirkstoffe sind in den Tabellen 28 und 29 zusammengefasst.

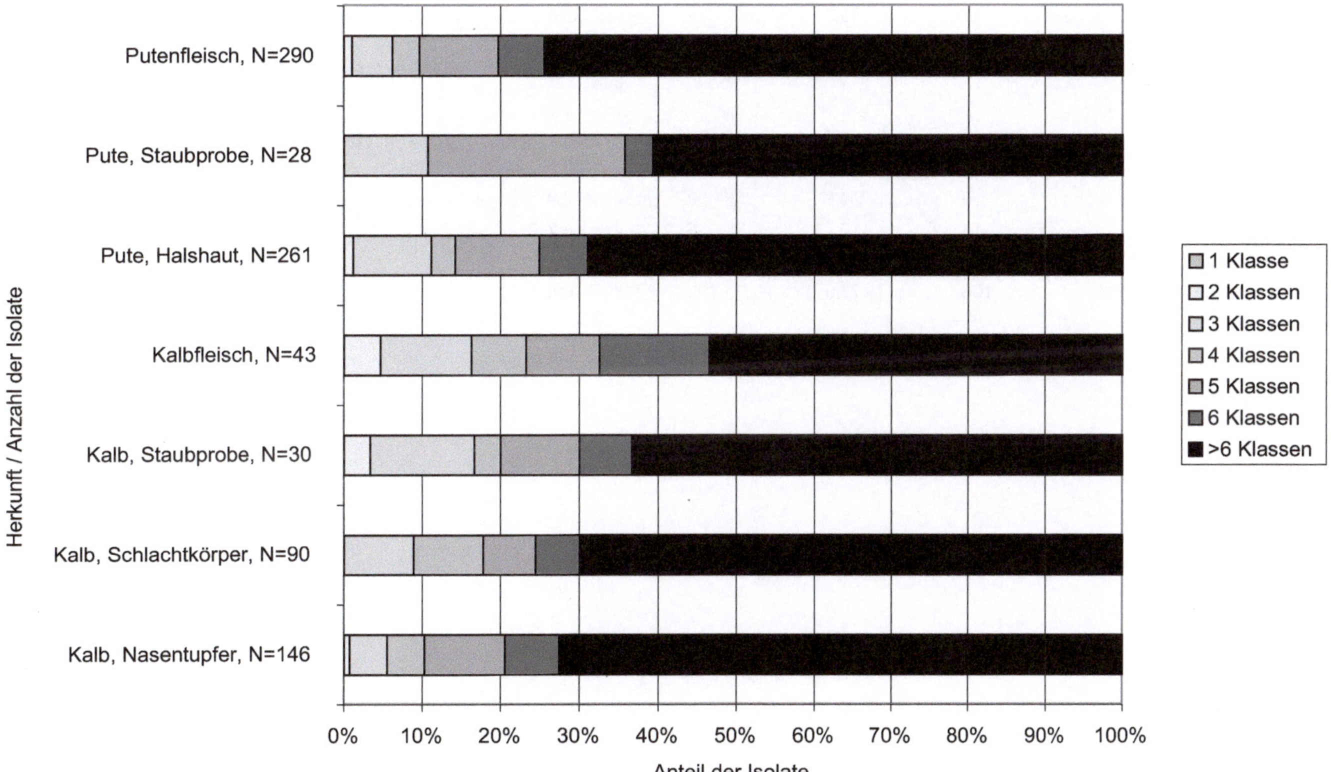

Abb. 7   Resistenz bei MRSA. Anzahl der Substanzklassen, gegen welche die Isolate resistent waren

Tab. 28 Anzahl und Anteil getesteter bzw. resistenter MRSA-Isolate sowie Anzahl der Substanzklassen, gegen welche die Isolate resistent waren

Tierart/Matrix	Kalb/Jungrind (Nasentupfer)		Kalb/Jungrind (Schlachtkörper)		Kalb/Jungrind (Staubprobe)		Kalb-/Jungrindfleisch	
	N	%	N	%	N	%	N	%
Anzahl untersucht	**146**		**90**		**30**		**43**	
Gentamicin	44	30,1	30	33,3	9	30,0	4	9,3
Kanamycin	64	43,8	40	44,4	12	40,0	13	30,2
Streptomycin	52	35,6	28	31,1	13	43,3	16	37,2
Chloramphenicol	9	6,2	6	6,7	1	3,3	2	4,7
Ciprofloxacin	30	20,5	9	10,0	4	13,3	6	14,0
Penizillin	146	100,0	90	100,0	30	100,0	43	100,0
Cefoxitin	146	100,0	90	100,0	29	96,7	43	100,0
Trimethoprim	122	83,6	68	75,6	19	63,3	25	58,1
Sulfamethoxazol	2	1,4	2	2,2	0	0,0	0	0,0
Tetrazyklin	146	100,0	90	100,0	30	100,0	42	97,7
Clindamycin	119	81,5	67	74,4	21	70,0	32	74,4
Erythromycin	105	71,9	63	70,0	18	60,0	25	58,1
Mupirocin								
Rifampicin								
Linezolid								
Fusidinsäure	3	2,1	3	3,3	1	3,3	1	2,3
Quinupristin/Dalforpristin	79	54,1	42	46,7	14	46,7	20	46,5
Tiamulin	63	43,2	32	35,6	10	33,3	20	46,5
Vancomycin								
einfach resistent								
zweifach resistent	1	0,7			1	3,3	2	4,7
dreifach resistent	7	4,8	8	8,9	4	13,3	5	11,6
vierfach resistent	7	4,8	8	8,9	1	3,3	3	7,0
fünffach resistent	15	10,3	6	6,7	3	10,0	4	9,3
sechsfach resistent	10	6,8	5	5,6	2	6,7	6	14,0
> sechsfach resistent	106	72,6	63	70,0	19	63,3	23	53,5

Tab. 29   Anzahl und Anteil getesteter bzw. resistenter MRSA-Isolate sowie Anzahl der Substanzklassen, gegen welche die Isolate resistent waren

Tierart/Matrix	Pute (Halshaut)		Pute (Staubprobe)		Putenfleisch	
	N	%	*N*	%	*N*	%
Anzahl untersucht	**261**		**28**		**290**	
Gentamicin	37	14,2	8	28,6	56	19,3
Kanamycin	73	28,0	14	50,0	104	35,9
Streptomycin	39	14,9	2	7,1	48	16,6
Chloramphenicol	8	3,1	1	3,6	9	3,1
Cefoxitin	87	33,3	11	39,3	122	42,1
Ciprofloxacin	261	100,0	28	100,0	290	100,0
Penicillin G	248	95,0	28	100,0	259	89,3
Sulfamethoxazol	176	67,4	20	71,4	213	73,4
Trimethoprim					2	0,7
Tetrazyklin	239	91,6	24	85,7	280	96,6
Clindamycin	200	76,6	20	71,4	238	82,1
Erythromycin	179	68,6	16	57,1	215	74,1
Mupirocin						
Rifampicin	1	0,4				
Linezolid						
Fusidinsäure	7	2,7	2	7,1	7	2,4
Quinupris-tin/Dalfopristin	172	65,9	13	46,4	203	70,0
Tiamulin	160	61,3	15	53,6	177	61,0
Vancomycin	1	0,4				
einfach resistent						
zweifach resistent	3	1,1			3	1,0
dreifach resistent	26	10,0	3	10,7	15	5,2
vierfach resistent	8	3,1			10	3,4
fünffach resistent	28	10,7	7	25,0	29	10,0
sechsfach resistent	16	6,1	1	3,6	17	5,9
> sechsfach resistent	180	69,0	17	60,7	216	74,5

Umsetzung des Zoonosen-Stichprobenplans 2012
Die Durchführung des Zoonosen-Monitorings erfolgte gemäß Zoonosen-Stichprobenplan 2012 (ZSP 2012). Bei der Einhaltung der Vorgaben im ZSP 2012 wurden allerdings verschiedene Abweichungen festgestellt. Zudem muss beachtet werden, dass nicht immer eine Zuordnung der berichteten Daten mit den typisierten Isolaten erfolgen konnte.

Die Beteiligung der Länder an den Monitoring-Programmen entsprechend des ZSP 2012 war insgesamt gut. In der Regel nahmen die Länder, wie geplant, an den Programmen teil. Lediglich im Programm bei Mastkälbern und Jungrindern im Bestand beteiligten sich 3 der vorgesehenen Länder nicht am Programm. Dies waren aber Länder, die jeweils weniger als 10 Proben nehmen sollten. In dem Programm zu Blatt- und Kopfsalaten wurden von 2 Ländern nur die Ergebnisse der quantitativen Untersuchung von *Listeria monocytogenes* gemeldet. Auch dies betraf allerdings nur wenige Proben.

Der Probenumfang konnte bei den Programmen mit Probenahme im Einzelhandel erreicht oder sogar übertroffen werden. Bei der Beprobung im Schlachthof wurden dagegen nur 81 % bis 92 % der geplanten Proben genommen. Bei den Proben aus Beständen mit Mastkälbern und Jungrindern bis zu einem Jahr wurden insgesamt etwa 70 % der geplanten Proben untersucht. Von den geplanten Proben von Blatt- und Kopfsalaten im Erzeugerbetrieb wurden etwa 80 % untersucht. Putenfleisch aus nicht-deutscher Herkunft hatte mit etwa 65 % die niedrigste Untersuchungsrate. Es ist zu vermuten, dass dies an der Verfügbarkeit dieser Produkte am Markt gelegen hat, da nur dieses Programm im Einzelhandel deutlich unter der angestrebten Probenzahl blieb.

Diese Probleme bei der Durchführung der Programme müssen bei der Datenauswertung und Bewertung beachtet werden. Während Abweichungen in der Repräsentativität der Daten für Deutschland bei Vergleichen mit anderen Studienergebnissen berücksichtigt werden müssen, führt eine zu geringe Stichprobenzahl zu gröberen Prävalenzschätzungen, die sich u. a. in breiteren Konfidenzintervallen ausdrücken.

Bewertung der Ergebnisse des Zoonosen-Monitorings 2012 unter dem Gesichtspunkt des gesundheitlichen Verbraucherschutzes
Das Ziel des Zoonosen-Monitorings gemäß Zoonosen-Stichprobenplan, für ausgewählte Erreger und Lebensmittelketten das Vorkommen von Zoonoseerregern sowie die Resistenzsituation bei Zoonoseerregern und kommensalen *E. coli* in verschiedenen Stufen der Lebensmittelkette in 2012 zu schätzen, wurde erreicht. Die Ergebnisse ergänzen die verfügbaren Kenntnisse und tragen so zur verbesserten Bewertung der derzeitigen Situation sowie zur Bewertung künftiger Entwicklungstendenzen nach erneuter Durchführung der Programme bei.

Mit den Ergebnissen des Zoonosen-Monitorings 2012 liegen nun zu einigen Erregern Vergleichsdaten aus 4 Jahren vor. Für einige Erreger/Matrix-Kombinationen stehen erstmals Daten zur Verfügung.

Aus der Durchführung der Monitoring-Programme konnten erneut wichtige Erfahrungen gewonnen werden, die zu einer verbesserten Realisierung und Aussagekraft künftiger Zoonosen-Stichprobenpläne beitragen werden. Dies betrifft die Auswahl der zu untersuchenden Proben und Parameter, die detaillierte Beschreibung der Probenahme und Untersuchung, die Festlegung des Probenumfangs sowie Details der Datenerhebung, -übermittlung und -auswertung.

In allen Programmen konnten wichtige Erkenntnisse zum Vorkommen von Zoonoseerregern und deren Eigenschaften gewonnen werden. Zudem war es möglich, Isolate dieser Zoonoseerreger sowie kommensaler *E. coli* für die Resistenztestung bereitzustellen. Nachfolgend werden die erzielten Ergebnisse für die einzelnen Erreger bewertet.

Bei der weitergehenden Analyse der Ergebnisse müssen die Einschränkungen bei der Durchführung der Programme berücksichtigt werden. Erst nach sorgfältiger Be-

Berichte zur Lebensmittelsicherheit 2012, DOI 10.1007/978-3-319-04409-5_6,
© Bundesamt für Verbraucherschutz und Lebensmittelsicherheit (BVL) 2014

rücksichtigung der Abweichungen vom Stichprobenplan ist eine abschließende Bewertung möglich. Auch wenn nicht zu erwarten ist, dass die Abweichungen vom Stichprobenplan zu einer grundlegenden Verschiebung der Ergebnisse geführt haben, kann es im Einzelfall schon zu Verzerrungen kommen, die für die Bewertung von Bedeutung sind.

Aus den Ergebnissen der hier dargestellten Querschnittsstudien allein können keine Schlussfolgerungen hinsichtlich ursächlicher Zusammenhänge oder Empfehlungen für Vermeidungs- und Reduktionsstrategien abgeleitet werden. Die hier dargestellten Ergebnisse können aber zur Generierung von Hypothesen bzgl. der ursächlichen Zusammenhänge und Einflussfaktoren auf die ermittelte Prävalenz der einzelnen Erreger auf den verschiedenen Stufen der Lebensmittelkette genutzt und ggf. in weiterführenden Studien untermauert werden.

Die Ergebnisse aus den ersten 4 Jahren zeigen den möglichen Eintrag der betrachteten Erreger über verschiedene Tierarten aus der Primärproduktion in Deutschland in die Lebensmittelkette. Sie zeigen, dass die im Rahmen des Zoonosen-Monitorings betrachteten Zoonoseerreger auf den verschiedenen Stufen der Lebensmittelkette nachgewiesen werden können, dass es aber deutliche Unterschiede in der Prävalenz zwischen den Lebensmittelketten sowie auch auf den verschiedenen Stufen der Lebensmittelkette gibt. Sie zeigen auch die Exposition der Verbraucher gegenüber den untersuchten Zoonoseerregern über verschiedene Arten tierischer Lebensmittel aus dem Einzelhandel. Die Ergebnisse der Charakterisierung der eingesandten Isolate durch die Nationalen Referenzlabore (NRL) unterstützen die Hypothese, dass die Erreger entlang der Lebensmittel- und Produktionsketten verschleppt werden. Sie weisen aber auch darauf hin, dass im Rahmen der Verarbeitung auch Erreger anderer Herkünfte die Lebensmittel kontaminieren.

Im Rahmen dieser Bewertung werden die Ergebnisse des Zoonosen-Monitorings 2012 zu den Ergebnissen des Zoonosen-Monitorings vergangener Jahre und der Literatur in Beziehung gestellt. Bei der Literatur werden insbesondere die Ergebnisse der risikoorientierten Lebensmittelüberwachung mit den Ergebnissen des Zoonosen-Monitorings verglichen, um festzustellen, ob die Ergebnisse der Überwachung, die jährlich vorliegen, deutlich von den im Rahmen des Monitorings erzielten Ergebnissen abweichen.

Die Bewertung der Antibiotikaresistenzen erfolgte anhand der epidemiologischen Cut-off-Werte. Diese liefern frühzeitig Hinweise auf eine beginnende Resistenzentwicklung bei Bakterienpopulationen (s. Abschn. 3.3.2.1).

Salmonella spp.
Lebensmittelkette Putenfleisch

Die Ergebnisse der Untersuchungen an Schlachthöfen zeigen eine deutlich höhere Prävalenz von Salmonellen auf Schlachtkörpern (13,1 %) als in den untersuchten Blinddarmproben (1,7 %). Dies spricht für eine erhebliche Verschleppung von Keimen vom Darminhalt der Tiere auf die Karkassen, aber auch zwischen Schlachtchargen am Schlachthof. Dieses Ergebnis bestätigt die Erkenntnisse aus dem Zoonosen-Monitoring 2010 (BVL 2012). Dabei war der Quotient aus dem Anteil positiver Schlachtkörper und dem Anteil positiver Blinddarmproben 2012 sogar höher als 2010 (7,7 vs. 4,8). Dies deutet darauf hin, dass die hygienische Situation bei der Schlachtung sich in den beiden Jahren nicht verbessert hat. Für eine Kontamination der Schlachtkörper aus verschiedenen Quellen während des Schlachtprozesses spricht auch der erhebliche Unterschied in der Serovarverteilung der Isolate vom Blinddarminhalt (s. u.) und von den Schlachtkörpern. Knapp 50 % der Salmonella-Isolate von der Halshaut (25 der 49 eingesandten Isolate) gehörten Serovaren an, die aus Blinddarmproben nicht isoliert worden waren, also mutmaßlich aus anderen Quellen stammten (andere Schlachtchargen oder in-House Keimflora am Schlachthof). So gehörte *Salmonella* Indiana, der 16-mal nachgewiesen wurde (32,7 % der Nachweise), nicht zu den 2012 in Putenbeständen in Deutschland häufigen Serovaren (BfR 2013). Alle Isolate von *Salmonella* Indiana wurden dem BfR vom selben Labor eingesandt, was auf den möglicherweise erheblichen Einfluss der Schlachtbetriebe auf die Kontamination der Putenkarkassen hinweist.

Zwischen den beiden im Rahmen der Datenerhebung erfassten Kühlungssystemen für Schlachtkörper wurden zwar Unterschiede zu Gunsten der kombinierten Kühlung nachgewiesen, diese erwiesen sich aber anhand der Konfidenzintervalle der Prävalenzschätzung als nicht signifikant. Da jedoch der Anteil positiver Schlachtkörper bei Luftkühlung fast doppelt so hoch war, wie bei der kombinierten Luft-Sprüh-Kühlung, sollte in detaillierten Analysen und ggf. in weiteren Programmen dieser Aspekt gezielt nochmals untersucht werden. Die relativ niedrige Nachweisrate in den Blinddarmproben entspricht den Ergebnissen aus den Salmonella-Bekämpfungsprogrammen in Putenbeständen nach *Verordnung (EG) Nr. 584/2008*. Hier wurden in den letzten Jahren im Rahmen der Überwachung des Bekämpfungserfolgs geringere Nachweisraten in den Beständen berichtet als in der Grundlagenstudie, die 2006/2007 durchgeführt wurde (BfR 2013, Käsbohrer et al. 2013). Wie bei den Ergebnissen der Bekämpfungsprogramme dominierten bei den Isolaten aus den Blinddarmproben das Serovar *Salmonella* Typhimurium (3 Isolate) bzw. seine monophasische Variante (S. 4, [5], 12:i:-). Die beiden verbleibenden Isolate gehörten *Salmonella* Coeln und *Salmonella* Saintpaul an.

Putenfleisch im Einzelhandel wies im Vergleich zu den Karkassen eine relativ geringe Kontaminationsrate mit Salmonellen auf. Insgesamt waren 3,3 % positiv, wobei zwischen Fleisch deutscher Herkunft und anderer Herkünfte keine erheblichen Unterschiede bestanden (3,0 % vs. 4,0 %). Etwas höhere Werte waren 2011 im Rahmen der Überwachung festgestellt worden (4,5 %) (Hartung und Käsbohrer 2013). Die aus diesem Programm eingesandten Isolate gehörten 11 Serovaren an, wobei die für Putenfleisch typischen Serovare *Salmonella* Typhimurium (monophasisch) und *Salmonella* Saintpaul (je 5 Isolate) am häufigsten waren. Auch *Salmonella* Kentucky wurde dreimal eingesandt. Dieses Serovar hatte durch seine häufig hohe Resistenz gegen Ciprofloxacin international Aufmerksamkeit gefunden (Le Hello et al. 2011).

Das Serovar *Salmonella* Typhimurium und seine eng verwandte monophasische Variante *S*. 4,[5],12:i:- dominierten in der Lebensmittelkette Putenfleisch mit 31 der 78 eingesandten Isolate. Da das Serovar in mehreren Reservoiren (Produktionsketten) vorkommt (Käsbohrer et al. 2011), ist es schwierig zu beurteilen, in welchem Umfang die einzelnen Fleischsorten als Erregerquellen zur menschlichen Salmonellosen beitragen.

Salmonella Enteritidis wurde 2012 im Rahmen des Zoonosen-Monitorings nicht nachgewiesen. *Salmonella* Enteritidis ist bekannt als das dominierende Serovar in Legehennen und Konsumeiern. Sein Vorkommen in Beständen von Legehennen wurde im Zuge der Bekämpfungsprogramme für Salmonellen beim Geflügel auf Grundlage der *Verordnung (EG) Nr. 2160/2003* deutlich reduziert (BfR 2013).

Von den beim Menschen häufigsten Serovaren wurden auch *Salmonella* Derby (3 Isolate aus Putenfleisch im Einzelhandel) und *Salmonella* Newport (1 Isolat von einer Putenkarkasse am Schlachthof) im Zoonosen-Monitoring 2012 gefunden. Andere Serovare, die in der Lebensmittelkette Putenfleisch gefunden wurden, spielen beim Menschen keine besondere Rolle. *Salmonella* Kentucky wurde bei 87 Fällen (0,4 % aller Fälle), *Salmonella* Saintpaul bei 48 Fällen (0,2 %) und *Salmonella* Indiana bei 14 Fällen (0,1 %) von Salmonellose des Menschen isoliert.

Andere Lebensmittelketten

Auf Proben von Blatt- und Kopfsalaten wurden weder in der Primärproduktion noch im Einzelhandel Salmonellen nachgewiesen. Pflanzliche Lebensmittel werden sporadisch mit lebensmittelbedingten Ausbrüchen durch Salmonellen in Verbindung gebracht (EFSA 2013, Rosner und Hiller 2012). Da pflanzliche Lebensmittel vor dem Verzehr häufig nicht hitzebehandelt werden, kommt es im Gegensatz z. B. zum Geflügelfleisch nicht zur Elimination vorhandener Erreger. Der negative Befund bei einem kombinierten Stichprobenumfang von 787 untersuchten Proben deutet darauf hin, dass die Kontamination mit Salmonellen bei Salaten zumindest sehr selten ist. Auch im Rahmen der amtlichen Überwachung wurden 2011 keine mit Salmonella kontaminierten Salate festgestellt (Hartung und Käsbohrer 2013).

Im Fleisch von Kälbern und Jungrindern wurde in 2 von 425 Proben Salmonellen nachgewiesen. Dies stimmt mit dem Ergebnis für Kalbfleisch aus dem Jahr 2009 (2 von 404 Proben positiv) überein. Die eingesandten Isolate erwiesen sich als *Salmonella* Typhimurium. Im Jahr 2011 wurden im Rahmen der Überwachung auch nur 2 Salmonellenbefunde in Kalbfleisch gemeldet, wobei es sich allerdings in einem Fall um *Salmonella* Enteritidis handelte (Hartung und Käsbohrer 2013), während 2009 *Salmonella* Dublin eingesandt wurde. Sowohl *Salmonella* Typhimurium als auch *Salmonella* Dublin gehören zu den beim Rind häufigen Salmonellen (Schroeter und Käsbohrer 2010, Schroeter und Käsbohrer 2012). Im Rindfleisch waren im Rahmen des Zoonosen-Monitorings 2011 in einer Hackfleischprobe ($N = 510$) Salmonellen nachgewiesen worden, während Proben von frischem Fleisch ($N = 524$) negativ waren (BVL 2013). Dies unterstreicht das geringe Risiko einer Salmonelleninfektion, das von Kalb- und Rindfleisch ausgeht. Allerdings ist auch hier darauf hinzuweisen, dass ein Infektionsrisiko besteht, wenn Rindfleisch als Hackfleisch roh verzehrt wird und vorhandene Keime vor dem Verzehr nicht abgetötet werden.

Fleisch von Wildwiederkäuern war durchweg negativ für Salmonellen. Dies kontrastiert mit den Nachweisen (3,4 %, $N = 355$) bei Fleisch von Wildschweinen, die im Rahmen des Zoonosen-Monitorings 2011 erbracht wurden und deutet darauf hin, dass Wildwiederkäuer als Quelle von Salmonellen für den Menschen von geringer Bedeutung sind. Es bestätigt die Ergebnisse der Überwachung aus dem Jahre 2011, als von 86 Proben ebenfalls keine Probe positiv auf Salmonellen getestet wurde (Hartung und Käsbohrer 2013).

Resistenzsituation bei Salmonellen

Insgesamt wurde eine hohe Heterogenität der Resistenzsituation bei den Salmonellen unterschiedlicher Herkünfte beobachtet. Dies bestätigt die Ergebnisse des Vorjahres.

Isolate aus den Salmonella-Bekämpfungsprogrammen

Die meisten Isolate ($N = 51$) wurden, wie in den vergangenen Jahren, aus Legehennenbeständen eingesandt, wobei die Zahl gegenüber dem Vorjahr wiederum rückläufig war (2011: $N = 104$). Isolate von Legehennen zeigten mit 47,1 % im Vergleich zum Vorjahr (61,5 % resistent) eine niedrigere Resistenzrate. Hierbei wurde erstmals Colistin in die Bewertung einbezogen. Von den insgesamt 24 resistenten Isolaten, waren 16 Colistin-resistent, was einer Resistenzrate gegenüber Colistin von 31,4 % entsprach. 2011 hatte diese Rate noch bei 47,1 % gelegen. Weitere Untersuchungen in den nächsten Jahren müssen zeigen, ob sich hier ein Trend zum Rückgang der Colistin-Resistenz abzeichnet. Relativ häufig waren auch Resistenzen gegen Streptomycin (13,7 %; 12,5 % in 2011), und Sulfamethoxazol (9,8 %; 10,6 % in 2011). Andere Resistenzen wurden nur sporadisch beobachtet.

Bei Isolaten aus Masthähnchen- und Putenbeständen bestätigten sich die hohen Resistenzraten der vergangenen Jahre. 62,5 % (2011: 42,3 %) der Masthähnchenisolate und 83,3 % (2011: beide Isolate) der Putenisolate zeigten eine Resistenz gegen mindestens einen der getesteten Wirkstoffe. Da aber insgesamt nur 20 Isolate eingesandt wurden, sind die Ergebnisse vorsichtig zu bewerten. Interessanterweise war keines dieser Isolate resistent gegenüber Colistin, in 2011 hatte 1 Salmonella-Isolat von Masthähnchen eine Colistin-Resistenz gezeigt. Die Ursache für diesen spezifischen Unterschied zu Isolaten von Legehennen ist nicht bekannt. Erfreulicherweise wurde auch keine Resistenz gegenüber Cephalosporinen der 3. Generation nachgewiesen (2011 1 Isolat (3,8 %) von Masthähnchen). Insgesamt 2 der 8 Isolate von Masthähnchen waren resistent gegenüber Ciprofloxacin, was Untersuchungen der vergangenen Jahre bestätigt (Schroeter und Käsbohrer 2010, Schroeter und Käsbohrer 2012). Von den 12 Isolaten aus Putenbeständen war, im Gegensatz zu den Vorjahren, keines resistent gegenüber Ciprofloxacin.

Isolate aus der Lebensmittelkette Putenfleisch

Die Mehrzahl der Salmonella-Isolate aus der Lebensmittelkette Putenfleisch war resistent gegen mindestens 1 Antibiotikum (77,8 %), meist sogar gegen mehr als 3 Klassen von Antibiotika (48 von 90, 53,3 %). Dies bestätigt die Ergebnisse der vergangenen Jahre. Resistenzen gegen Ampicillin, Sulfamethoxazol, Streptomycin und Tetrazyklin waren besonders häufig. Aber auch gegen das Fluorchinolon Ciprofloxacin wurden hohe Resistenzraten beobachtet. Da aus Blinddarmproben nur 6 Isolate gewonnen werden konnten, ist deren relativ niedrige Resistenzrate von 16,7 % vorsichtig zu bewerten, wie die hohen Resistenzraten bei Isolaten von Schlachtkörpern und aus Putenfleisch zeigen (69,4 % und 52,2 %). Erfreulicherweise wurde in der gesamten Putenfleischkette keine Resistenz gegenüber Cephalosporinen der 3. Generation nachgewiesen. Weitere Untersuchungen und Stammver-

gleiche sind erforderlich, um die Hintergründe der beobachteten Unterschiede aufzuklären.

Weitere Isolate aus Lebensmitteln

Die beiden aus Kalb- und Jungrindfleisch eingesandten Salmonella-Isolate zeigten beide zumindest eine Resistenz, was aufgrund der geringen Zahl nicht zu bewerten ist. Aus den anderen untersuchten Lebensmitteln (Fleisch Wildwiederkäuer, Blatt- und Kopfsalate) wurden keine Isolate eingesandt.

Campylobacter spp.
Lebensmittelkette Putenfleisch

Campylobacter wurden in 44,6 % der Blinddarmproben und in 53,3 % der Halshautproben von Puten am Schlachthof nachgewiesen. Dieser geringe Unterschied steht im Kontrast zu den Ergebnissen bei Salmonella, wo die Prävalenz auf den Schlachtkörpern um ein Vielfaches über der der Blinddarmproben lag. Dieses Ergebnis steht auch im Gegensatz zu den Ergebnissen aus der Lebensmittekette Hähnchenfleisch aus 2011 und Putenfleisch 2010 als ebenfalls deutlich höhere Prävalenzen auf den Schlachtkörpern als in den Blinddärmen nachgewiesen wurden (BVL 2012, BVL 2013). Inwieweit die positiven Halshautproben zu den jeweiligen positiven Blinddarmproben korrespondierten, geht aus der Auswertung der Daten nicht hervor.

Die Ursache der Unterschiede zwischen diesem Ergebnis und den anderen Ergebnissen ist zunächst unklar. Auffällig ist, dass der Anteil Campylobacter-positiver Blinddarmproben 2012 deutlich höher lag als 2010 (33,3 %) oder bei den Hähnchen (25,1 %). Dies könnte damit in Verbindung stehen, dass Campylobacter im Jahr 2012 auch im Direktausstrich angezüchtet wurde, was möglicherweise zu einem verbesserten Nachweis des Erregers geführt hat. Beim Direktausstrich wird eine Anreicherung über Selektivmedium, in dem andere resistente Bakterien Campylobacter überwachsen können, vermieden. Da aber ein Direktausstrich von Proben zur Detektion von *Campylobacter* nur bei erwarteten sehr hohen Konzentrationen des Keimes sinnvoll ist (10^6 kbE/g - 10^8 KbE/g Blinddarminhalt), wurden die Halshautproben hingegen wie bisher nach Anreicherung bewertet. Diese Anreicherung erfolgte nach der validierten ISO 10272-1:2006, die sich derzeitig in Revision befindet. Theoretisch ist eine Anreicherung sensitiver, da der Keim vor dem qualitativen Nachweis auf einer Agarplatte zunächst vermehrt wird. Die ISO 10272-1 hat allerdings vor allem aufgrund der Zunahme von ESBL produzierender Begleitflora (besonders in Geflügel), die in dem dort vorgeschriebenen Anreicherungsmedium wachsen kann, an Sensitivität zur Detektion von *Campylobacter* spp. verloren und ist daher in Revision. Hierdurch ist es möglicherweise zu einer reduzierten Detektion von *Campylobacter* spp. auf der Putenhalshaut gekommen. Zurzeit ist das NRL für *Campylobacter* aktiv an der Validierung der ISO 10272-1ABC beteiligt, so dass bald Daten für die Revision der ISO 10272-1 zur Verfügung stehen werden. Gegen die Hypothese einer generell verbesserten Schlachthygiene sprechen auch die Ergebnisse im Hinblick auf Salmonellen.

Wie in den vergangenen Jahren war der Anteil positiver Fleischproben im Einzelhandel (16,5 %) deutlich geringer als der bei den Proben am Schlachthof. Hier fiel auf, dass der Anteil Campylobacter-positiver Proben bei den Proben aus deutschen Herkünften – trotz der hohen Nachweisraten im Schlachthof – geringer war als bei Fleischproben anderer Herkünfte. Der ermittelte Wert lag auch über dem im Rahmen der Überwachung 2011 ermittelten Wert von 11,0 % (Hartung und Käsbohrer 2013).

Der Anteil der beiden Campylobacter Spezies *Campylobacter jejuni* und *Campylobacter coli* an den eingesandten Campylobacter-Isolaten war auf allen drei getesteten Stufen der Lebensmittelkette Putenfleisch etwa 50 %. 2010 hatte sich hier eine gewisse Heterogenität gezeigt, indem auf den Schlachtkörpern und im Putenfleisch überwiegend *Campylobacter jejuni* gefunden wurde, in den Blinddarmproben aber eher *Campylobacter coli*. Die nun beobachtete Gleichverteilung steht auch im deutlichen Gegensatz zu Hähnchenfleisch in 2011, wo *Campylobacter jejuni* dominierte und zu Schweinefleisch in 2011, wo meist nur *Campylobacter coli* nachgewiesen wird. Bei Campylobacter werden häufig Mischkulturen von *Campylobacter jejuni* und *Campylobacter coli* isoliert, was Schwankungen in der Speziesverteilung erklären könnte. Beim Menschen spielt vor allem *Campylobacter jejuni* als Erreger der Campylobacteriose eine Rolle.

Andere Lebensmittelketten

In den Dickdarmproben von Kälbern und Jungrindern, die zu 31,7 % positiv für Campylobacter waren, fanden sich überwiegend *Campylobacter jejuni* (74 %). Im Gegensatz zur Putenfleischkette war aber die Nachweisrate für Campylobacter auf Kalb- und Jungrindfleisch sehr gering (0,2 %, 1/424). Dies spricht dafür, dass der Schlachtprozess bei Kälbern und Jungrindern die Übertragung von Campylobacter relativ effektiv unterbindet und entspricht den Ergebnissen aus dem Jahr 2009 (Kalbfleisch 2009: 0,3 % [BVL 2010]).

Ein ähnliches Bild zeigt sich auch bei Wildwiederkäuern. Im Fleisch von Wildwiederkäuern wurde nur in Ausnahmefällen Campylobacter nachgewiesen (2/396; 0,5 %).

Im Rahmen der Überwachung wurde Rotfleisch selten auf Campylobacter untersucht und nur eine von 98 Proben war positiv (1,0 %) (Hartung und Käsbohrer 2013).

Resistenzsituation bei *Campylobacter* spp.

Von den 464 im Hinblick auf Resistenzen untersuchten Isolaten von *Campylobacter jejuni* und *Campylobacter coli* aus der Putenfleischkette waren nur wenige sensibel (12,5 %). Dabei waren der Anteil resistenter Isolate bei *Campylobacter jejuni* (78,1 %) erwartungsgemäß niedriger als bei *Campylobacter coli* (97,0 %). Zwischen den drei untersuchten Herkünften (Blinddarm, Schlachtkörper und Fleisch im Einzelhandel) bestanden diesbezüglich kaum Unterschiede, was dafür spricht, dass Campylobacter entlang der Kette übertragen werden. Bei den einzelnen antimikrobiellen Substanzen zeigten sich Unterschiede insofern, als Isolate von *Campylobacter coli* aus den Blinddarmproben etwas höhere Resistenzraten gegenüber Erythromycin und Tetrazyklin aufwiesen als solche von Schlachtkörpern und aus Putenfleisch. Dies entspricht den Beobachtungen aus dem Jahr 2010. Allerdings war dieser Unterschied nicht signifikant.

Gegen Gentamicin und Chloramphenicol bestanden bei den Isolaten aller untersuchten Herkünfte keine Resistenzen. Hohe Resistenzraten wurden insbesondere gegen Fluorchinolone und Tetrazyklin beobachtet. Die Resistenzen gegen diese und anderen Substanzen waren durchweg bei *Campylobacter coli* höher als bei *Campylobacter jejuni*. Besonders ausgeprägt war dies gegenüber Erythromycin. Hier waren nur einzelne *Campylobacter jejuni*-Isolate resistent (1,3 %) während mehr als 25 % der *Campylobacter coli*-Isolate resistent waren (26,8 %).

Im Vergleich zu den Untersuchungen im Jahr 2010 war der Anteil resistenter Isolate insgesamt unverändert. Niedriger waren die Resistenzraten von *Campylobacter coli* gegenüber Erythromycin (2012: 26,8 % vs. 2010: 45,9 %).

Die Isolate aus dem Dickdarm von Kälbern und Jungrindern bei der Schlachtung waren ähnlich resistent wie die Isolate aus der Putenfleischkette. *Campylobacter coli* zeigte auch hier höhere Resistenzraten als *Campylobacter jejuni*.

Von den beiden Isolaten aus Wildwiederkäuerfleisch war eines resistent gegen Streptomycin, das andere war sensibel. Aufgrund der geringen Zahl von Isolaten kann dieses Ergebnis nicht bewertet werden.

Die Resistenzuntersuchungen bei den Campylobacter-Isolaten zeigen, dass mit einem erheblichen Ausmaß an Resistenz gegenüber Antibiotika, auch gegen Fluorchinolone, zu rechnen ist. Dies muss bedacht werden, wenn im Falle der Campylobacteriose des Menschen in Ausnahmefällen eine antibiotische Therapie erforderlich wird.

Listeria monocytogenes

Listeria monocytogenes wurde in einigen Proben von Blatt- und Kopfsalaten nachgewiesen und zwar sowohl im Erzeugerbetrieb (3,7 %) als auch im Einzelhandel

(2,6 %). Nur in 2 Fällen wurden aber ohne Anreicherung Listerien nachgewiesen und dann auch nur in Keimzahlen von 10 kbE/g bis 20 kbE/g. Der Serotyp 1/2a, der am häufigsten nachgewiesen wurde, wurde auch in der Grundlagenstudie in 2010/2011 bei verzehrfertigen Produkten am häufigsten nachgewiesen. Der Serotyp 1/2b war in jener Studie eher selten, dagegen einmal in Salat nachgewiesen worden.

Durch die Bearbeitung des Salats, z. B. Zerkleinerung, werden die Vermehrungsbedingungen für Listerien im Salat weiter verbessert, so dass dann auch mit höheren Keimzahlen zu rechnen ist (BfR 2011a).

Verotoxinbildende *Escherichia coli* (VTEC)
Andere Lebensmittelketten

VTEC wurden auf Blatt- und Kopfsalaten, bei Kälbern und Jungrindern im Betrieb und am Schlachthof sowie auf Fleisch von Kälbern und Jungrindern sowie Wildwiederkäuern nachgewiesen. Auf Blatt- und Kopfsalaten ergaben sich nur einzelne Befunde im Erzeugerbetrieb (1,3 %). Bei der Ware, die im Einzelhandel beprobt wurde, war der Erreger nicht nachzuweisen. VTEC in Salat und Gemüse wird seit dem großen EHEC-Ausbruch im Jahr 2011 erhebliche Aufmerksamkeit geschenkt. Die Ergebnisse zeigen, dass VTEC auf Salaten in Einzelfällen vorkommen können. Während Fleisch meist vor dem Verzehr durcherhitzt wird, ist dies bei Salat nicht der Fall, so dass bakterielle Kontaminanten des Salats unmittelbar vom Verbraucher aufgenommen werden. Unter diesem Aspekt ist die weitere Beobachtung des Vorkommens in Salat und Gemüsen wichtig, um das Risiko stets aktuell abschätzen zu können.

Untersuchungen in der Lebensmittelkette Kalb- und Jungrindfleisch

Die Nachweisrate von VTEC im Kot von Mastkälbern und Jungrindern im Betrieb lag mit 27,4 % über der Rate von 18,5 %, die 2011 bei Mastrindern aller Altersklassen im Betrieb nachgewiesen wurden, und entsprach in etwa der Nachweisrate bei Mastkälbern aus dem Jahr 2010 (26,5 %).

Am Schlachthof wurden ähnlich hohe Nachweisraten ermittelt (24,0 %). Damit wird die Nachweisrate bei Mastkälbern zum Zeitpunkt der Schlachtung aus dem Jahr 2009 deutlich übertroffen (13,5 %). Die Ursachen dafür sind nicht klar. Die Ergebnisse bestätigen jedenfalls, dass Kälber und Jungrinder eine wichtige mögliche Expositionsquelle für VTEC darstellen. Hinzu kommt, dass Isolate von Mastkälbern und Jungrindern im Betrieb häufig (26,6 %) das *eae*-Gen aufwiesen, das die Besiedlung des Darms begünstigt und als wichtiger Virulenzfaktor gilt. Interessanterweise war der Anteil von *eae*-Trägern bei den anderen Herkünften vom Rind z. T. deutlich niedriger (zwischen 8,3 und 22,6 %). VTEC O157:H7 wurde in keiner

der untersuchten Proben nachgewiesen. Von den anderen beim Menschen häufig an Erkrankungen beteiligten Serogruppen waren O55 10-mal (beim Menschen 2,2 %) und O26 einmal (beim Menschen 9,7 %) bei Mastkälbern und Jungrindern nachzuweisen. Die O-Gruppe 26 kommt beim Menschen nicht nur bei EHEC-Infektionen häufig vor, sondern v. a. beim hämolytisch urämischen Syndrom (HUS). Die 2012 an EHEC Erkrankungen des Menschen am häufigsten beteiligten Serogruppen O91 und O157 wurden im Rahmen des Zoonosen-Monitorings 2012 nicht nachgewiesen. Die aus den Top 10 beim Menschen für EHEC und für HUS am häufigsten im Zoonosen-Monitoring nachgewiesene O-Gruppe war O55. Auch die Nachweisraten auf Schlachtkörpern und auf Fleisch im Einzelhandel deuten auf Kalb- und Jungrindfleisch als mögliche Quelle für VTEC für den Menschen hin. Die Nachweisraten übersteigen deutlich die Raten aus Rindfleisch und von Rinderschlachtkörpern aus dem Jahr 2011, entsprechen aber denen auf Kalbfleisch aus dem Jahr 2009 (BVL 2010, BVL 2013).

Die Kategorisierung der Rinder wurde 2012 den EFSA-Empfehlungen angepasst. Während 2009 ausschließlich Mastkälber und Kalbfleisch beprobt werden sollten, wurden in 2012 Mastkälber und Jungrinder bis zu einem Alter von einem Jahr in das Zoonosen-Monitoring eingeschlossen. Inwieweit sich diese Erweiterung der betrachteten Altersgruppe auf die Ergebnisse ausgewirkt hat, ist unbekannt. Ob die Prävalenz von VTEC bei Jungrindern vom Haltungssystem – Kälbermast vs. Rindermast vs. Aufzucht von Tieren für die Remontierung der Milchviehherden – abhängig ist, ist ebenfalls nicht bekannt.

Dass Fleisch von Wildwiederkäuern VTEC tragen kann, ist bekannt (Bardiau et al. 2010). Allerdings ist der Anteil der im Zoonosen-Monitoring ermittelten positiven Proben hoch (16,1 %) und liegt deutlich über der Nachweisrate von Fleisch von Kälbern und Jungrindern aus der landwirtschaftlichen Tierhaltung (5,8 %). Die Ursache für die Differenz ist zunächst nicht klar. Die Fleischgewinnung unterscheidet sich zwischen Wildwiederkäuern und Rindern erheblich. Die Möglichkeiten der Standardisierung der Fleischgewinnung bei der Jagd sind begrenzt, so dass ein gewisses Maß an Kontamination des Schlachtkörpers zumindest nicht überraschend ist. Bei einer Untersuchung von Wildfleisch im Rahmen des Bundesweiten Überwachungsplans (BÜP) wurden 2008 ebenfalls erhebliche Kontaminationsraten mit VTEC bei Fleisch von Wildwiederkäuern (16,3 %) nachgewiesen (Tenhagen 2009). Da sich Zoonosen-Monitoring und BÜP im Hinblick auf die Probenauswahl unterscheiden, sind die Zahlen trotz ihrer Übereinstimmung nicht unmittelbar vergleichbar.

Hinsichtlich der beteiligten O-Gruppen war beim Fleisch von Wildwiederkäuern vor allem die O-Gruppe

146 auffällig. Sie gehörte beim Menschen mit 14 Meldungen (3,1 % der EHEC-Meldungen) zu den 10 am häufigsten nachgewiesenen O-Gruppen. Mit 14 Isolaten (15,2 %) war sie beim Fleisch von Wildwiederkäuern die häufigste O-Gruppe, während sie bei den anderen betrachteten Herkünften nicht vorkam. O146 wurde auch in der Vergangenheit schon häufig bei Wildfleisch nachgewiesen (Miko et al. 2009). Auch die anderen beim Fleisch von Wildwiederkäuern nachgewiesenen O-Gruppen wurden bei den anderen Herkünften selten nachgewiesen (O130 einmal im Kalbfleisch, O110 gar nicht). Allerdings gehörten sie auch beim Menschen nicht zu den häufigen Serogruppen. Das *eae*-Gen war bei Isolaten aus Fleisch von Wildwiederkäuern relativ selten (10,9 %). Die unterschiedlichen O-Gruppen zwischen dem Fleisch von Wildwiederkäuern und der Lebensmittelkette Kalb-/Jungrindfleisch deuten auf weitgehend unabhängige Populationen von VTEC in den beiden Bereichen hin.

Ähnlich verhält es sich für Isolate von Blatt- und Kopfsalaten. 7 der insgesamt 11 eingesandten Isolate gehörten O-Gruppen an, die in den anderen untersuchten Herkünften nicht beobachtet wurden. Auch in den vergangenen Jahren waren diese O-Gruppen bei Isolaten aus Rindern selten. Lediglich die O-Gruppe 149 wurde vereinzelt bei Mastkälbern und Mastrindern (je 1 Isolat in 2010 und 2011) nachgewiesen. Der Serotyp O21:H21 wurde außer auf Blatt- und Kopfsalaten nur im Fleisch von Wildtieren nachgewiesen und war auch in den letzten Jahren nicht bei den Isolaten aus dem Zoonosen-Monitoring vertreten. Dies sollte nicht als Hinweis auf eine Beziehung zwischen Wildtieren und der Kontamination von Salat interpretiert werden, ohne dass hierzu zunächst weitere gezielte Untersuchungen durchgeführt wurden.

Aus den Ergebnissen des Zoonosen-Monitorings geht hervor, dass VTEC regelmäßig und viel häufiger in Kotproben von Kälbern und Jungrindern als in Schlachtkörperproben dieser Tiere oder in Kalb-/Jungrindfleischproben aus dem Einzelhandel nachgewiesen werden kann. Kalb- und Jungrindfleisch kann eine Quelle für VTEC sein. Dies betont die Wichtigkeit, Fleisch vor dem Verzehr durchzugaren. Der Nachweis des *eae*-Gens bei diesen Isolaten unterstreicht die besondere Rolle von Kälbern, Jungrindern und Mastrindern sowie von Fleisch dieser Tiere als potentielle Quelle virulenter VTEC Stämme (Martin und Beutin 2011).

Die Ergebnisse des Zoonosen-Monitorings belegen auch, dass Wildfleisch eine Quelle für VTEC sein kann. Die Untersuchungsergebnisse machen deutlich, dass der Fleischgewinnungsprozess bei Wildwiederkäuern nicht geeignet ist, die Kontamination des Fleischs zu vermeiden.

Der fehlende Nachweis der beiden beim Menschen bedeutendsten O-Gruppen im diesjährigen Zoonosen-Monitoring weist andererseits auch auf die potentielle Rolle anderer Quellen für menschliche Infektionen hin.

Resistenzsituation bei VTEC

Von den 308 auf ihre Resistenz getesteten VTEC Isolaten erwies sich etwa die Hälfte (46,8 %) als resistent gegen eine (6,2 %) oder mehrere (40,6 %) der untersuchten Substanzklassen.

Die meisten Isolate ($N = 226$) stammten aus der Lebensmittelkette Kalb-/Jungrindfleisch. Von diesen waren 62,8 % resistent, während bei den 75 Isolaten aus Wildfleisch nur 2 Isolate (2,7 %) eine einzelne Resistenz gegen Tetrazyklin aufwiesen. Innerhalb der Lebensmittelkette Kalb-/Jungrindfleisch bestanden erhebliche Differenzen im Anteil resistenter Isolate, wobei die niedrigste Resistenzrate bei Isolaten aus dem Dickdarm der Tiere am Schlachthof nachgewiesen wurde (51,7 %), die höchste auf den Schlachtkörpern (87,5 %). Die Ursache dieser Differenzen ist nicht klar, da die Proben aus denselben Schlachtchargen gewonnen werden sollten. Über eine selektive Übertragung resistenter Isolate auf den Schlachtkörper ist bisher nichts bekannt. Bis auf die O-Gruppe 174 (4 Isolate) waren alle Serotypen, die auf den Schlachtkörpern nachgewiesen wurden, auch im Dickdarm nachweisbar. Einschränkend muss auf die begrenzte Zahl von Isolaten von Schlachtkörpern verwiesen werden, so dass nicht auszuschließen ist, dass die Differenz zufällig entstanden ist. Isolate aus Kalb-/Jungrindfleisch im Einzelhandel waren dann wieder seltener resistent (58,6 %).

Die Differenz in den Resistenzraten zwischen der Lebensmittelkette Kalb-/Jungrindfleisch und den Isolaten vom Fleisch von Wildwiederkäuern unterstreicht die schon bei den beteiligten O-Gruppen beobachtete Differenz der Populationen von VTEC zwischen den Wildtieren und den Nutztieren. Die 7 Isolate von Blatt- und Kopfsalaten waren durchweg sensibel, was ebenfalls gegen die Nutztierhaltung als Quelle dieser Keime auf Salat spricht.

Methicillin-resistente *Staphylococcus aureus* (MRSA)

Die von den Untersuchungseinrichtungen der Länder an das NRL eingesandten MRSA-verdächtigen Isolate wurden zu 94,1 % als MRSA bestätigt. In der Bewertung der Ergebnisse wird daher wie im Ergebnisteil auf MRSA referenziert, obwohl sich die gemeldeten Prävalenzen auf das Vorkommen von MRSA-verdächtigen Isolaten beziehen.

Lebensmittelkette Putenfleisch

MRSA wurden im Staub von 12,8 % der untersuchten Mastputenbestände nachgewiesen. Dieser Wert liegt unter dem für 2010 festgestellten Prozentsatz von 19,6 %, allerdings ist die Differenz nicht signifikant. Die Abwesenheit von MRSA in 16 Beständen von Zuchtputen deutet zwar darauf hin, dass Zuchtputen nicht die Hauptquelle für MRSA in Mastputenbeständen sein werden. Allerdings kann aufgrund des begrenzten Probenumfangs in Zuchtputenbeständen nicht auf die Abwesenheit des Erregers in der Population geschlossen werden.

Die Nachweisrate von MRSA auf Halshaut von Putenschlachtkörpern (68,6 %) lag im Bereich der Werte von 2009 und 2010 als ebenfalls auf über 60 % der Schlachtkörper MRSA nachgewiesen wurden (BVL 2012). Die hohe Nachweisrate auf den Schlachtkörpern trotz einer etwas niedrigeren Nachweisrate in den Beständen unterstreicht die Anforderungen an eine Verbesserung der Schlachthygiene bei der Putenschlachtung, die sich auch bei den Verschleppungsraten für Salmonellen und Campylobacter zeigten. In der Konsequenz wies Putenfleisch im Einzelhandel ebenfalls hohe Nachweisraten für MRSA auf (37,7 %) Dabei waren 44,7 % der Proben aus deutscher Herkunft positiv, während dies bei Proben anderer Herkünfte seltener der Fall war (23,6 %).

Im Gegensatz zu den Ergebnissen beim Nachweis von Salmonellen bestanden keine Unterschiede in der Prävalenz von MRSA auf Putenkarkassen in Schlachthöfen mit Luftkühlung oder kombinierter Kühlung. Die diesbezüglichen Unterschiede zwischen den Erregern sollten in gezielten Studien beleuchtet werden. Hierbei sollte die Wirkung der unterschiedlichen Kühlsysteme auf die Prävalenz der verschiedenen Erreger auf den Schlachtkörpern untersucht werden, da es bei alleiniger Betrachtung jeweils eines Erregers ggf. zu widersprechenden Empfehlungen hinsichtlich der zu bevorzugenden Kühlsysteme kommen könnte.

Die bei den Isolaten identifizierten *spa*-Typen bestätigten den relativ hohen Anteil von Non-CC398-MRSA im Geflügel, die vor allem den klonalen Komplexen CC5 und CC9 zuzuordnen sind, aus den vergangenen Jahren in Deutschland (BVL 2010, BVL 2012, BVL 2013, Richter et al. 2012) und der internationalen Literatur (de Boer et al. 2009). Isolate vom *spa*-Typ t002 (CC5) werden in der Humanmedizin regelmäßig nachgewiesen und sind dort als „Rhein-Hessen-Epidemie-Stamm" bekannt (Layer und Werner 2013). Inwieweit es sich dabei um denselben Stamm handelt, ist nach wie vor nicht bekannt und sollte Gegenstand weiterer vergleichender Untersuchungen sein.

Lebensmittelkette Kalb-/Jungrindfleisch

Die Ergebnisse der Untersuchungen in Betrieben mit Mastkälbern und Jungrindern bestätigen die Ergebnisse in Kälbermastbetrieben und von Mastkälbern am Schlachthof aus den Jahren 2009 und 2010. 2010 waren in 19,6 % der untersuchten Mastkälberbestände MRSA nachgewiesen worden, was in etwa der in 2012 festgestellten Prävalenz von 19,2 % entspricht. Diese Befunde liegen unter dem Anteil positiver Kälberbestände, der 2008 in den Niederlanden festgestellt wurde (88 %) (Graveland et al. 2010). Die Prävalenz in Nasentupfern am Schlachthof lag hingegen etwas über der Prävalenz, die 2009 im Zoonosen-Monitoring festgestellt wurde (45,0 % vs. 35,1 %). Die Ursache dieser Differenz ist nicht klar. Es war zu erwarten, dass die Erweiterung der untersuchten Altersgruppe um Jungrinder zu einer geringeren Nachweisrate führt, denn bei der Untersuchung 2011 waren nur in 8,7 % der untersuchten Nasentupfer von Mastrindern am Schlachthof MRSA nachgewiesen worden (BVL 2013).

Auffällig ist die relative häufige Belastung von Schlachtkörpern aus diesem Programm mit MRSA (30,8 %). Aufgrund des relativ seltenen Nachweises von MRSA bei Kalb- und Rindfleisch in den Untersuchungen 2009 und 2011 war davon auszugehen, dass auch auf den Schlachtkörpern der Erreger nur selten nachgewiesen wird. Bisher wurden im Zoonosen-Monitoring nur Proben von Geflügelschlachtkörpern untersucht, die sich als häufig mit MRSA belastet zeigten. Schlachtkörper von Schweinen wurden in einer Studie in einem Schlachthof in Nordrhein-Westfalen untersucht, wobei der Anteil positiver Schlachtkörper geringer war, als dies in diesem Jahr für Mastkälber und Jungrinder festgestellt wurde (Beneke et al. 2011). In einer weiteren Studie an 5 Schlachthöfen wurde eine erhebliche Differenz in der Kontaminationsrate von Schweineschlachtkörpern zwischen den Schlachthöfen nachgewiesen, wobei auch in dieser Studie in den meisten Schlachthöfen die Nachweisrate auf den Schlachtkörpern von Schweinen deutlich geringer war als bei Mastkälbern und Jungrindern im Zoonosen-Monitoring 2012 (Kastrup 2011). Auf die Bedeutung des Brühens und Abflämmens für die geringe Belastung der Schweineschlachtkörper ist hingewiesen worden (Lassok und Tenhagen 2013).

Die Nachweisraten auf frischem Fleisch im Einzelhandel (10,5 %) wiederum entsprechen in etwa den Nachweisraten, die 2009 für Kalbfleisch (12,4 %) und 2011 für Rindfleisch (8,1 %) gefunden wurden (BVL 2010, BVL 2013).

Der Anteil der verschiedenen MRSA-Typen an den Isolaten von den verschiedenen Stufen der Lebensmittelkette stimmte weitgehend überein. Ganz überwiegend (> 80 %) wurden Isolate der *spa*-Typen t011 und t034 als typische, dem klonalen Komplex CC398 zuzuordnende „livestock associated" MRSA (la-MRSA) identifiziert. Dabei war der Anteil in den Staubproben aus dem Betrieb und den Nasentupfern am Schlachthof etwas höher (≥ 90 %) als auf den Schlachtkörpern und im frischen Fleisch (82–85 %). Nicht mit diesem klonalen Komplex assoziierte *spa*-Typen wurden nur einmal in einer Staubprobe (3 %) und 5-mal im Kalbfleisch (12 %) nachgewiesen. Nachweise von Non-CC398-MRSA wurden auch im Zoonosen-Monitoring 2009 in Kalbfleisch geführt (Tenhagen et al. 2011). 3 dieser 6 Isolate wurden als *spa*-Typ t002 identifiziert, der vor allem beim Menschen, aber auch häufig bei Puten auftritt (Richter et al. 2012). Die anderen 3 Isolate gehörten dem CC1 (2 Isolate) und CC9 (1 Isolat) an. CC9 sind ebenfalls beim Geflügel verbreitet (BVL 2013, Richter et al. 2012).

Insgesamt scheint das Vorkommen von MRSA in den betrachteten Lebensmittelketten im Vergleich zu den Vorjahren weitgehend unverändert. Die Ergebnisse bestätigen, dass über Fleisch, insbesondere Geflügelfleisch regelmäßig MRSA in den Haushalt der Verbraucher gelangen. Für Putenfleisch wurden mit der diesjährigen Untersuchung die Ergebnisse aus 2009 und 2010 bestätigt. Auch Mastkälber/Jungrinder am Schlachthof waren häufig mit MRSA besiedelt und der Erreger wurde auch häufig auf den Schlachtkörper übertragen. Während beruflich exponierte Personen ein erheblich erhöhtes Risiko der Besiedlung haben, gibt es trotz der hohen Nachweisraten im Lebensmittel nur vereinzelt Hinweise auf eine Beziehung zwischen MRSA-Nachweis und Geflügelfleischverzehr (van Rijen 2013). Außerhalb der beruflich exponierten Kreise sind nutztierassoziierte MRSA immer noch selten (Bisdorff et al. 2012). Da aber offenbar über die exponierten Berufsgruppen häufig la-MRSA in Einrichtungen des Gesundheitswesens eingetragen werden und ihr Anteil an den MRSA im Gesundheitswesen in Gebieten mit intensiver Tierproduktion zunimmt (Köck et al. 2013, Schaumburg et al. 2012), sollte die Verbreitung in den Erzeugerbetrieben, die wesentlich für die berufliche Exposition verantwortlich ist, gesenkt werden. Problematisch erscheint der gleichbleibend hohe Anteil Ciprofloxacin-resistenter MRSA im Geflügelbereich aber auch im Fleisch von Kälbern/Jungrindern. Die Ciprofloxacin-resistenten Stämme gehören häufig nicht dem CC398 an, so dass es sich hier möglicherweise um den Eintrag humanassoziierter Stämme in die Lebensmittelkette handelt.

Resistenzsituation bei MRSA

MRSA sind durchweg resistent gegen β-Laktam-Antibiotika. Die im Rahmen des Zoonosen-Monitorings untersuchten Isolate waren darüber hinaus fast ausnahmslos resistent gegen Tetrazyklin, eine Eigenschaft, die für nutztierassoziierte MRSA (la-MRSA) häufig beschrieben wird (Argudin et al. 2011, Schroeter und Käsbohrer 2012) und von einigen Autoren sogar als Marker für die Identifizierung von la-MRSA vorgeschlagen wird (McCarthy et al. 2012). Diese Eigenschaft unterscheidet sie auch von den in den Einrichtungen des Gesundheitswesens vorherrschenden „healthcare associated" MRSA, die nur zu einem geringen Prozentsatz (< 8 %) resistent gegen Tetrazyklin sind (Layer und Werner 2013).

Isolate aus beiden Lebensmittelketten (Putenfleisch; Kalb- und Jungrindfleisch) waren zu mehr als 2/3 resistent gegen mehr als 6 verschiedene Substanzklassen. Dabei war eine Resistenz gegenüber dem Fluorchinolon Ciprofloxacin häufiger bei Isolaten aus der Putenfleischkette als aus der Kalbfleischkette (38,0 % vs. 15,9 %). Auch die Resistenz gegen Tiamulin (60,8 % vs. 40,5 %) und Quinupristin/Dalfopristin (67,0 % vs. 50,2 %) war bei Isolaten aus der Putenfleischkette häufiger. Im Gegensatz dazu wurden Resistenzen gegen Streptomycin häufiger in der Lebensmittelkette Kalb- und Jungrindfleisch entdeckt (35,3 % vs. 15,4 %). Resistenzen gegen die humanmedizinisch relevanten Antibiotika Mupirocin und Linezolid wurden nicht, solche gegen Rifampicin oder Vancomycin nur bei einem Isolat aus der Putenfleischkette nachgewiesen.

Die Ergebnisse bestätigen die Unterschiede zwischen den la-MRSA aus den Lebensmittelketten und den humanmedizinischen Isolaten, die beim Robert Koch Institut untersucht wurden vor allem im Hinblick auf die Resistenz gegen Tetrazyklin (> 95 % bei Isolaten aus der Lebensmittelkette, < 8 % bei Isolaten des Menschen) und Ciprofloxacin (86,6 % in der Humanmedizin, 30 % bei Isolaten aus der Lebensmittelkette). Resistenzen gegen Mupirocin, einen Wirkstoff, der häufig zur Dekolonisierung verwendet wird, werden in der Humanmedizin bei 6,7 % der Isolate beobachtet, während sie bei Isolaten von Nutztieren oder Lebensmitteln bisher noch nicht beobachtet wurden.

Trotz ihrer Multiresistenz stehen für la-MRSA aus den Lebensmittelketten noch Wirkstoffe zur Therapie möglicher Infektionen beim Menschen zur Verfügung.

Kommensale *Escherichia coli*
Blatt- und Kopfsalate

Der Nachweis von kommensalen *E. coli* auf 3,8 % der Proben von Blatt- und Kopfsalaten ist ein Zeichen für die überwiegend zufriedenstellende hygienische Beschaffenheit dieser Lebensmittel.

Resistenzsituation bei kommensalen *Escherichia coli*

Die Ergebnisse der Resistenztestung von kommensalen *E. coli* in 2012 bestätigen die im Monitoring 2009 bis 2011 aufgezeigte hohe Variabilität der Resistenz in Abhängigkeit von der Herkunft der Isolate (BVL 2013, Käsbohrer et al. 2012, Schroeter und Käsbohrer 2012). So waren die Resistenzraten bei den Isolaten aus den Lebensmittelketten Masthähnchen, Mastputen, und Mastkälber/Jungrinder deutlich höher als bei Isolaten aus dem Fleisch von Wildwiederkäuern und von Blatt- und Kopfsalaten.

Innerhalb der beiden betrachteten Lebensmittelketten Putenfleisch und Kalb-/Jungrindfleisch unterschieden sich die Resistenzraten nur in sehr begrenztem Maße zwischen den einzelnen Herkünften. In der Lebensmittelkette Putenfleisch waren die Isolate aus Zuchtputen ($N = 12$) nur geringfügig weniger resistent (66,7 %) als die aus den anderen drei Herkünften (Mastputen im Bestand, 86,3 %; Mastputen am Schlachthof, 84,3 %; und Putenfleisch, 89,3 %). Dies galt auch für die betrachteten Einzelsubstanzen und die Anzahl der Substanzklassen, gegen die die Isolate resistent waren. Numerische Veränderungen traten in beiden Richtungen auf, d. h., einige Erreger/Matrix/Substanz-Kombinationen wiesen numerisch höhere Resistenzraten auf, andere geringere. Insgesamt, d. h. über alle Herkünfte mit Ausnahme der Zuchtputen, die 2010 nicht erfasst wurden, waren etwas mehr Isolate resistent gegen Cephalosporine der dritten Generation (Cefotaxim: 3,3 % vs. 1,8 % aus 2010) und gegen das Fluorchinolon Ciprofloxacin (37,4 % vs. 33,7 %). Numerisch war dieser Anstieg nicht stark ausgeprägt, aber in der Putenfleischkette bedeutete er fast einer Verdoppelung des Anteils resistenter Isolate gegenüber Cefotaxim von 1,8 nach 3,3 %. Im Vergleich zu Mastputen im Bestand 2011 zeigte sich ein ähnliches Bild. Hier war der Anteil Cephalosporin-resistenter Isolate von Mastputen im Bestand fast unverändert (2,9 % für Cefotaxim und Ceftazidim vs. 2,2 % für Cefotaxim bzw. 2,7 % für Ceftazidim). Im letzten Jahr hatte sich in der Hähnchenfleischkette tendenziell eher ein Rückgang des Anteils gegen Cephalosporin resistente *E. coli* dargestellt. Dieser wird durch die Untersuchung an den Isolaten aus der Putenfleischkette nicht bestätigt. Hinsichtlich der Fluorchinolon-Resistenz ergab sich ein deutlicher Anstieg (32,2 % Resistenz gegenüber Ciprofloxacin im Vergleich zu 24,9 % in 2011).

Dieser weitere Anstieg ist im Hinblick auf die Bedeutung dieser Wirkstoffklasse für die Humanmedizin besorgniserregend und bedarf der weiteren Beobachtung. Bei diesem Vergleich wurde berücksichtigt, dass der epidemiologische Cut-Off-Wert für Ciprofloxacin für die Bewertung in 2012 um eine Stufe nach oben (0,06 mg/l) verschoben wurde.

In der Lebensmittelkette Kalb-/Jungrindfleisch ist ein Vergleich mit den Daten aus den Jahren 2009 bis 2011 etwas schwieriger, da die Auswahl der Tier- und Lebensmittelgruppen aufgrund der Vorgaben der EFSA etwas verändert wurde (EFSA 2012a). Im Vergleich zu den Isolaten, die 2009 im Rahmen des Zoonosen-Monitorings von Mastkälbern im Schlachthof und von Kalbfleisch gewonnen wurden, waren die Resistenzraten insgesamt geringer, allerdings zeigten sich gerade bei der Resistenz gegen die Cephalosporine der 3. Generation deutlich höhere Werte. Bei den Resistenzraten gegen das Fluorchinolon Ciprofloxacin zeigte sich hingegen für die verschiedenen Herkünfte ein unterschiedliches Bild. Während die Isolate von Mastkälber und Jungrindern aus dem Bestand deutlich seltener resistent waren als die Isolate vom Mastkälbern in 2010 (12,0 % vs. 39,3 %), wurden aus Schlachthofproben von Mastkälbern und Jungrinder in 2012 häufiger Isolate mit einer Fluorchinolon-Resistenz nachgewiesen als bei den Mastkälbern in 2009 (15,1 % vs. 10,3 %).

Die Resistenzlage der kommensalen *E. coli* bei Tieren gilt als Indikator für die Exposition der jeweiligen Tierpopulation gegenüber antimikrobiellen Substanzen und den damit einhergehenden Selektionsdruck. Daneben stellen die Keime auch ein Reservoir für Resistenzdeterminanten dar, die von Bakterien ggf. über Lebensmittel auf den Menschen übertragbar sind und auch auf pathogene Mikroorganismen übertragen werden können. Da die untersuchten *E. coli* weder vorselektiert noch im Hinblick auf ihre mögliche Pathogenität bisher charakterisiert wurden, ist es möglich, dass sich darunter auch Stämme verbergen, die in der Lage sind, beim Menschen unmittelbar Infektionen, z. B. Harnwegsinfektionen hervorzurufen. Andererseits können die Gene für die Resistenzdeterminanten auch horizontal zu anderen Keimen derselben oder anderer Spezies übertragen werden. Die Übertragung dieser Resistenzen auf die Keimflora des Menschen stellt ein ernstes Problem für den gesundheitlichen Verbraucherschutz dar.

Isolate aus Fleisch von Wildwiederkäuern, sowie Blatt- und Kopfsalaten wiesen nur wenige Resistenzen auf. Bemerkenswert ist dabei, dass von den insgesamt 15 resistenten Isolaten aus Wildfleisch 2 auch gegen Ceftazidim, 1 Cephalosporin der 3. Generation und 4 gegen das Fluorchinolon Ciprofloxacin resistent waren. Woher diese resistenten Isolate stammten ist unklar. Denkbar ist allerdings, dass es sich hier um Isolate handelte, die erst im Zuge der Lebensmittelgewinnung oder Verarbeitung auf das Lebensmittel gelangten. Zur Überprüfung wäre die Untersuchung von Isolaten von kommensalen *E. coli* von lebendem Wild erforderlich, um zu prüfen, ob resistente Erreger dieser Art auch im Wild vorkommen. In Untersuchungen aus Spanien wurden solche Isolate bei Wildschweinen und wildlebenden Ziegen gefunden (Navarro-Gonzalez et al. 2013). Bei Untersuchung von Fleisch von Wildschweinen wurde 2011 nur 1 gegen Cefotaxim und Ceftazidim resistentes Isolat, aber kein Ciprofloxacin-resistentes Isolat nachgewiesen (BVL 2013).

Im Jahr 2011 war erstmals Colistin anhand der epidemiologischen Cut-Off-Werte bewertet worden. Isolate von der Pute wiesen in 2012 die höchsten Resistenzraten auf (17,4 %). Dies war auch 2011 der Fall als ebenfalls 17,4 % der *E. coli*-Isolate von Puten resistent gegen Colistin waren (BVL 2013). Dabei war 2012 der Anteil resistenter Isolate bei den Isolaten aus dem Bestand höher als in den Blinddarmproben am Schlachthof (9,6 %) oder bei Isolaten vom Fleisch im Einzelhandel (10,4 %). Isolate aus der Lebensmittelkette Kalb- und Jungrindfleisch waren bis zu 1,7 % (10/585) resistent gegen Colistin, wobei der numerisch höchste Anteil beim Kalbfleisch vorlag (4,7 %). Die Resistenz gegen Colistin wird derzeit intensiv verfolgt, weil dieser sehr alte Wirkstoff aufgrund der sich zuspitzenden Resistenzlage bei *E. coli* in der Humanmedizin gegenüber moderneren Wirkstoffen wieder für die Therapie beim Menschen interessant wird.

Salmonella spp.

Salmonella spp. wurden bei Puten am Schlachthof in 1,7 % der Poolproben von Blinddarminhalt nachgewiesen. Die Halshaut der Schlachtkörper der jeweils selben Schlachtcharge war mit 13,1 % positiver Proben signifikant häufiger mit Salmonellen kontaminiert. Erstaunlicherweise wiesen mit Luft gekühlte Schlachtkörper eine deutlich höhere Kontaminationsrate (17,3 % positive Halshautproben) auf als Schlachtkörper, die einer kombinierten Luft-Sprüh-Kühlung unterzogen wurden (8,3 % positive Halshautproben). Weitere Untersuchungen sind notwendig, um festzustellen, welche Faktoren zur Kontamination der Schlachtkörper in Abhängigkeit von der eingesetzten Kühltechnologie beitragen. Die Ergebnisse zeigen, dass Mastputen im Zoonosen-Monitoring 2012 im Vergleich zu den Vorjahren tendenziell seltener Träger der Erreger waren (2010: 3,6 % positive Proben von Blinddarminhalt). Die Putenschlachtkörper derselben Schlachtcharge waren hingegen ähnlich häufig mit Salmonellen kontaminiert (2010: 17,2 % positive Halshautproben). Gleichbleibend hohe Kontaminationsraten von Schlachtkörpern bei verminderter Belastung der Tiere verdeutlichen, dass Verbesserungen der Hygienepraktiken bei der Gewinnung von Putenfleisch notwendig sind, um eine Kontamination der Putenschlachtkörper mit Salmonellen zu verhindern. Frisches Putenfleisch wies mit 3,3 % positiver Proben im Vergleich zu den Vorjahren eine etwas geringere Kontaminationsrate mit Salmonellen aufwies (2010: 5,5 % und 2009: 5,8 % positive Proben). Möglicherweise sind die geringeren Nachweisraten von Salmonellen in den Blinddarmproben der Mastputen auf die EU-weit durchgeführten Salmonellen-Bekämpfungsmaßnahmen in den Erzeugerbetrieben zurückzuführen. Untersuchungsergebnisse hierzu liegen aus dem Jahr 2012 vor, in dem die in der EU vereinbarten Gemeinschaftsziele zur Reduzierung des Salmonellen-Vorkommens bei Mastputen in Deutschland erreicht wurden (BfR 2013).

Frisches Fleisch von Kälbern bzw. Jungrindern war mit 0,5 % positiver Proben selten mit Salmonellen kontaminiert. Die Salmonellen-Nachweisrate entspricht damit jener bei Kalbfleisch im Zoonosen-Monitoring 2009. In Proben von frischem Rindfleisch, die im Jahr 2011 untersucht wurden, waren keine Salmonellen nachgewiesen worden. Die Ergebnisse bestätigen die Auffassung, dass von frischem Kalb- bzw. Rindfleisch nur ein geringes Risiko für eine Infektion des Menschen mit Salmonellen ausgeht. Dies scheint auch auf Fleisch von Wildwiederkäuern zuzutreffen, da in keiner der aus dem Einzelhandel entnommenen Proben Salmonellen nachweisbar waren.

Allerdings ist darauf hinzuweisen, dass ein Infektionsrisiko besteht, wenn Rindfleisch als Hackfleisch roh verzehrt wird und vorhandene Keime vor dem Verzehr nicht abgetötet werden. Empfindlichen Verbrauchergruppen wie Kleinkindern, älteren und immungeschwächten Menschen und Schwangeren sollte deshalb von dem Verzehr von rohem Hackfleisch abgeraten werden.

Erstmalig wurden im Zoonosen-Monitoring auch pflanzliche Lebensmittel untersucht. Diese können aufgrund ihrer Anbaubedingungen ebenfalls mit Keimen kontaminiert sein. Kopf- und Blattsalate sind schon aufgrund ihres nahen Kontaktes zum Erdboden in unterschiedlichem Maße mit Mikroorganismen besiedelt. Neben für den Menschen ungefährlichen Keimen können auch Krankheitserreger auf den Salat gelangen. Die Untersuchungen von Blatt- und Kopfsalaten aus Erzeugerbetrieben und dem Einzelhandel haben in Bezug auf *Salmonella* spp. jedoch keinen Nachweis ergeben.

Im Hinblick auf die Resistenz der Salmonella-Isolate bestätigte sich die Differenz zwischen Isolaten von Legehennen auf der einen Seite und Masthähnchen sowie Mastputen auf der anderen Seite. Bei Legehennen wurde lediglich häufig eine Resistenz gegen Colistin nachgewiesen, die bei den Salmonella-Isolaten der anderen Herkünfte seltener beobachtet wurde. Die meisten Isolate von Masthähnchen und aus der Lebensmittelkette Putenfleisch waren mehrfachresistent.

Berichte zur Lebensmittelsicherheit 2012, DOI 10.1007/978-3-319-04409-5_7,
© Bundesamt für Verbraucherschutz und Lebensmittelsicherheit (BVL) 2014

Campylobacter spp.

Untersuchungen am Schlachthof zeigen, dass Mastputen häufig Träger von *Campylobacter* spp. sind (44,6 % positive Proben von Blinddarminhalt) und der Schlachtprozess die Kontamination der Schlachtkörper (53,5 % positive Halshautproben) zu begünstigen scheint. Schlachtkörper, die mit Luft gekühlt wurden, waren – ähnlich wie im Abschnitt zu *Salmonella* spp. beschrieben – tendenziell häufiger mit Campylobacter kontaminiert (59,1 % positive Halshautproben) als Schlachtkörper, die durch eine kombinierte Luft-Sprüh-Technik gekühlt wurden (47,9 % positive Halshautproben). Die Ursachen für die höhere Kontaminationsrate von mit Luft gekühlten Schlachtkörpern sollten in weiteren Untersuchungen analysiert werden. Im Vergleich zu den Ergebnissen aus dem Jahr 2010, in dem 33,3 % der Blinddarmproben von Mastputen am Schlachthof positiv für Campylobacter waren, waren Mastputen im Zoonosen-Monitoring 2012 deutlich häufiger mit den Erregern besiedelt. Andererseits war im Zoonosen-Monitoring 2012 die Kontaminationsrate der Schlachtkörper signifikant geringer als im Jahr 2010, in dem 68,0 % der Halshautproben Campylobacter-positiv waren. Die Ergebnisse können nicht zwangsläufig als Verbesserung der Schlachthygiene interpretiert werden. Vielmehr stehen sie möglicherweise im Zusammenhang mit einer sich vermindernden Empfindlichkeit des Nachweisverfahrens für Campylobacter auf den Schlachtkörpern aufgrund der Änderungen der Begleitflora (s. Kap. 6). Die angewandte Nachweismethode wird deshalb derzeit überarbeitet. Frisches Putenfleisch aus dem Einzelhandel wies mit 16,5 % positiver Proben eine vergleichbar hohe Campylobacter-Nachweisrate auf wie Putenfleisch, das in den Vorjahren untersucht wurde, und zu 17,3 % bzw. 19,5 % mit Campylobacter belastet war. Die Differenzierung der Proben nach ihrer Herkunft ergab jedoch, dass Putenfleisch, das in Deutschland zerlegt wurde bzw. das von Tieren stammte, die in Deutschland geschlachtet wurden, mit 10,8 % positiver Proben deutlich seltener mit Campylobacter kontaminiert war als Fleisch nichtdeutscher Herkunft, das mit 27,9 % positiver Proben etwa dreimal so häufig Campylobacter-positiv war. Welche Faktoren hierzu beitragen, sollte durch eine weitergehende Analyse der Daten und weitere Untersuchungen abgeklärt werden.

Resistenzen gegen antimikrobielle Substanzen waren bei *Campylobacter coli* stärker ausgeprägt als bei *Campylobacter jejuni*. Vor allem gegenüber Tetrazyklin, Ciprofloxacin und Streptomycin lagen hohe Resistenzraten vor. Gegen Erythromycin waren v.a. *Campylobacter coli* resistent. Gegen Gentamicin und Chloramphenicol wurden nur wenige Resistenzen bei Campylobacter gefunden.

Campylobacter spp. wurden in Poolproben von Dickdarminhalt von Mastkälbern und Jungrindern am Schlachthof häufig nachgewiesen (31,7 % positive Proben), während frisches Kalb- und Jungrindfleisch mit 0,2 % positiver Proben sehr selten mit den Erregern kontaminiert war. Die Ergebnisse liegen in derselben Größenordnung wie im Zoonosen-Monitoring 2009, bei dem in 29 % der Proben von Dickdarminhalt geschlachteter Mastkälber und in 0,3 % der Proben von frischem Kalbfleisch Campylobacter nachgewiesen wurden. Sie deuten darauf hin, dass *Campylobacter* spp. von Mastkälbern bzw. Jungrindern nicht in nennenswertem Umfang in die Fleischproduktion eingetragen werden. Frisches Fleisch von Wildwiederkäuern wies mit 0,5 % positiver Proben eine vergleichbare Kontaminationsrate auf und scheint somit als Vehikel für die Übertragung von Campylobacter auf den Menschen ebenfalls nur eine untergeordnete Rolle zu spielen.

Listeria monocytogenes

Listeria monocytogenes wurden in 3,7 % der Proben von Blatt- und Kopfsalaten aus Erzeugerbetrieben und in 2,6 % der Salatproben aus dem Einzelhandel nachgewiesen. Die gemessenen Keimzahlen waren mit maximal 20 KbE/g zwar gering, die Ergebnisse belegen aber, dass grundsätzlich mit *Listeria monocytogenes* in Blatt- und Kopfsalaten zu rechnen ist und unterstreichen die Empfehlung, Salat vor dem Verzehr gründlich zu waschen, um die Keimbelastung zu vermindern (BfR 2011a). Da Listerien fest am Salat anhaften können, kann jedoch nicht davon ausgegangen werden, dass die Erreger beim Waschen vollständig entfernt werden. Eine Vermehrung von Listerien zu Keimgehalten, die eine potentielle Gesundheitsgefahr für den Menschen darstellen, wird insbesondere durch das feuchte Milieu, das in Packungen von portionsweise vorgeschnittenen und in Folien verpackten Salaten herrscht, begünstigt. Derartige verzehrfertige Salatmischungen stellen deshalb für empfindliche Verbrauchergruppen wie Kleinkinder, ältere und immungeschwächte Menschen und Schwangere keine geeigneten Lebensmittel dar. Die Gefahr, an einer Listeriose zu erkranken, geht insbesondere von Lebensmitteln aus, in denen der mikrobiologische Grenzwert von 100 KbE/g für *Listeria monocytogenes* deutlich überschritten wird (EFSA 2007). Die Ergebnisse unterstreichen die Bedeutung der Einhaltung hoher hygienischer Standards bei der Erzeugung, Verarbeitung, Lagerung und dem Vertrieb von Blatt- und Kopfsalaten, um mikrobiologisch einwandfreie Ware auf den Markt zu bringen. Dies ist insbesondere von Bedeutung, da Salate roh verzehrt werden, also kein weiterer Abtötungsprozess von Keimen vor dem Verzehr erfolgt.

Verotoxinbildende *Escherichia coli* (VTEC)
VTEC wurden in 1,3 % der Proben von Blatt- und Kopfsalaten aus Erzeugerbetrieben nachgewiesen. In Proben, die auf der Ebene des Einzelhandels entnommen wurden, waren zwar keine VTEC nachweisbar, die Ergebnisse belegen aber, dass von Blatt- und Kopfsalaten ein Risiko für eine Infektion des Menschen mit VTEC ausgeht und daher bei der Zubereitung der Salate hygienische Sorgfalt erforderlich ist (gründliches Waschen).

Untersuchungen von Mastkälbern und Jungrindern im Bestand (27,4 % positive Kotproben) und am Schlachthof (24,0 % positive Proben von Dickdarminhalt) ergaben erneut, dass die Tiere häufig mit VTEC besiedelt sind. Die Ergebnisse bestätigen, dass es im Rahmen der Schlachtung zu einer Kontamination der Schlachtkörper mit VTEC kommen kann und infolgedessen auch das Fleisch mit VTEC belastet sein kann. Im Vergleich zum Zoonosen-Monitoring 2011, bei dem 2,3 % der Schlachtkörperproben von Mastrindern VTEC-positiv waren, waren die 2012 untersuchten Schlachtkörper von Mastkälbern und Jungrindern mit 5,7 % positiver Proben etwas häufiger mit VTEC kontaminiert. Das Fleisch von Mastkälbern und Jungrindern wies im Zoonosen-Monitoring 2012 mit 5,8 % positiver Proben sogar eine deutlich höhere Kontaminationsrate mit VTEC auf als das 2011 untersuchte Fleisch von Mastrindern (1,8 % positive Proben). Dies trifft auch für das im Jahr 2009 untersuchte frische Kalbfleisch zu (5,8 % positive Proben). Sowohl bei Rindern als auch bei Kälbern wurde im Rahmen des Zoonosen-Monitorings das *eae*-Gen bei den VTEC Isolaten nachgewiesen, das als einer der Hauptvirulenzfaktoren von VTEC gilt.

Frisches Fleisch von Wildwiederkäuern war zu 16,1 % und damit deutlich häufiger mit VTEC kontaminiert als frisches Fleisch von Kälbern und Jungrindern. Dabei wies direkt vermarktetes Fleisch mit 10,8 % positiver Proben eine tendenziell niedrigere Nachweisrate auf als frisches Fleisch, das über Wildbearbeitungsbetriebe in den Handel gelangt war und zu 17,2 % mit den Erregern kontaminiert war. Ähnliche Beobachtungen wurden im Zoonosen-Monitoring 2011 auch im Hinblick auf die Belastung von Wildschweinfleisch mit Salmonellen gemacht und warfen bereits seinerzeit die Frage auf, ob die höhere Kontaminationsrate von frischem Fleisch, das über Wildbearbeitungsbetriebe vertrieben wurde, Ausdruck von Hygienemängeln in den Betrieben ist. Dies sollte durch weitere Untersuchungen abgeklärt werden. Die besonderen Bedingungen bei der Wildfleischgewinnung, die mit einem erhöhten Risiko einer Kontamination mit Keimen einhergehen (z. B. durch schussbedingte Verletzungen des Verdauungstrakts, geringerem Ausblutungsgrad im Vergleich zu Schlachttieren und verzögertes Aufbrechen der Wildkörper), können zu der höheren Belastung von Wild-

wiederkäuerfleisch im Vergleich zu Fleisch von Wiederkäuern aus der Nutztierhaltung beigetragen haben. Um die Übertragung von Zoonoseerregern auf die Wildkörper und damit auf das Fleisch zu verhindern, muss deshalb eine besonders sorgfältige Hygiene bei der Gewinnung und der weiteren Behandlung und Vermarktung von Wildbret eingehalten werden. Allerdings ist aufgrund der Angaben zu den untersuchten Proben von Wildwiederkäuerfleisch im Zoonosen-Monitoring 2012 der Anteil von jagdlich erlegtem Fleisch und Fleisch von geschlachtetem Farmwild nicht zu bestimmen. Gezielte vergleichende Untersuchungen von Fleisch von Farmwild und Fleisch von frei lebendem Wild könnten Hinweise auf die Faktoren liefern, die zu der hohen Kontaminationsrate des Fleisches mit diesem Zoonoseerreger beitragen. Die Ergebnisse belegen, dass frisches Fleisch von Wildwiederkäuern eine potentielle Ansteckungsquelle für den Menschen mit VTEC darstellt und unterstreichen die Empfehlung, hygienischer Sorgfalt beim Umgang mit dem Fleisch und das Fleisch vor dem Verzehr gründlich durchzugaren. Gleichzeitig deuten die Ergebnisse der Typisierung darauf hin, dass die VTEC Population, die im Wildfleisch nachzuweisen war, sich von der der Mastkälber und Jungrinder unterscheidet, es sich also möglicherweise um getrennte Reservoire handelt. Im Fleisch von Wildwiederkäuern wurden aber ebenfalls VTEC-Stämme nachgewiesen, die bei erkrankten Menschen häufiger auftreten. Das *eae*-Gen wurde seltener nachgewiesen.

Methicillin-resistente *Staphylococcus aureus* (MRSA)
MRSA wurden wie bereits im Zoonosen-Monitoring 2009 (61,7 % positive Halshautproben) und 2010 (65,5 % positive Halshautproben) sehr häufig auf Mastputenschlachtkörpern (68,6 % positive Proben) nachgewiesen. Es bestanden keine auffälligen Unterschiede in der Kontaminationsrate von Luft gekühlten Schlachtkörpern und Schlachtkörpern, die durch eine kombinierte Luft-Sprüh-Technik gekühlt wurden. Die Kontaminationsrate von frischem Putenfleisch mit MRSA lag mit 37,7 % positiver Proben in derselben Größenordnung wie in den Jahren 2009 (43,4 % positive Proben) und 2010 (32,0 % positive Proben). Dabei war frisches Putenfleisch deutscher Herkunft deutlich häufiger mit den Erregern kontaminiert (44,7 % positiver Proben) als Fleisch von Puten, die nicht in Deutschland geschlachtet oder zerlegt wurden (23,6 % positive Proben). Mastkälber und Jungrinder waren ebenfalls häufig Träger von MRSA (45,0 % positive Nasentupfer). Die Schlachtkörper von Mastkälbern und Jungrindern waren mit 30,8 % positiven Proben deutlich häufiger mit MRSA kontaminiert als dies für Schlachtkörper von Mastrindern oder von Schweinen beschrieben ist. Die Ursachen dafür sind unbekannt. Das Fleisch (10,5 % positive Proben) von Mastkälbern und Jungrindern war im

Vergleich zu den Schlachtkörpern deutlich seltener mit MRSA kontaminiert.

Die Ergebnisse der Untersuchungen von Nutztieren und Lebensmitteln auf das Vorkommen von MRSA im Rahmen des Zoonosen-Monitorings der letzten 4 Jahre bestätigen, dass diese Keime auf allen Stufen der Lebensmittelkette nachgewiesen werden können. Nach dem gegenwärtigen Stand der Wissenschaft ist zwar das Risiko einer Übertragung von MRSA über kontaminierte Lebensmittel auf den Menschen als gering anzusehen, Verbraucher sollten aber trotzdem im Umgang mit Lebensmitteln die auch im Hinblick auf andere Zoonoseerreger erforderliche Sorgfalt aufwenden. Im Rahmen des Monitorings sollten die Verbreitung von MRSA auch weiterhin beobachtet und die Erreger charakterisiert werden, um das Vorkommen neuer Stämme oder human-adaptierter Stämme in der Lebensmittelproduktion frühzeitig zu erkennen.

Kommensale *Escherichia coli*

In 3,8 % der Proben von Kopf- und Blattsalaten aus Erzeugerbetrieben und in 1,1 % der Proben aus dem Einzelhandel konnten kommensale *E. coli* mittels der quantitativen Methode nachgewiesen werden. Die höchsten Keimgehalte ($2,99 \times 10^6$ KbE/g) an kommensalen *E. coli* wurden in einzelnen untersuchten Proben von Kopf- und Blattsalaten aus Erzeugerbetrieben gemessen. Kommensale *E. coli* gehören zum normalen Bestandteil der Darmflora von warmblütigen Tieren, Vögeln und des Menschen. Sie haben meist keine krankmachende Wirkung, gelten aber als Indikatorkeime für eine mögliche fäkale Verunreinigung der Ware. Der vereinzelte Nachweis von hohen Keimzahlen unterstreicht allerdings – wie schon der Nachweis von *Listeria monocytogenes* und VTEC – die Notwendigkeit, Salat vor der Zubereitung und dem Verzehr gründlich zu waschen und zubereiteten Salat kühl zu lagern, um einer Keimvermehrung vorzubeugen. Quellen für eine mikrobielle Kontamination sind insbesondere verunreinigtes Bewässerungswasser und organische Düngung.

Die Resistenztestung der kommensalen *E. coli* aus den unterschiedlichen Herkünften bestätigte die großen Unterschiede zwischen Tieren verschiedener Nutzungsrichtungen und die geringe Belastung von Wildtierfleisch mit resistenten *E. coli*. Bemerkenswert war allerdings, dass auch in Wildtierfleisch *E. coli* gefunden wurden, die gegen Cephalosporine der 3. Generation resistent waren. *E. coli* aus Putenfleisch wiesen, wie auch die Isolate von den Schlachttieren und aus dem Bestand hohe Resistenzraten auf, wobei die Ähnlichkeit der Resistenzmuster nahelegt, dass die Keime entlang der Lebensmittelkette übertragen wurden.

Fazit

Mit dem Zoonosen-Monitoring werden repräsentative Daten zum Vorkommen von Zoonoseerregern entlang der Lebensmittelkette gewonnen, die es ermöglichen, das mögliche Infektionsrisiko für Verbraucher durch den Verzehr von Lebensmitteln abschätzen zu können.

Die Ergebnisse zeigen, dass Nutztiere ein Reservoir für verschiedene Zoonoseerreger sind und es bei der Schlachtung zu einer Kontamination der Schlachttierkörper kommen kann. Diese wird bei Geflügel durch die Technik des Schlachtprozesses begünstigt und erfolgt in einem größeren Umfang als beispielsweise bei Rindern. So sind Geflügelfleischprodukte offenbar häufiger mit bestimmten Zoonoseerregern kontaminiert als das Fleisch anderer Tierarten. Wildfleisch stellt ebenfalls eine potentielle Quelle für Infektionen des Menschen mit Zoonoseerregern dar. Der häufige Nachweis von VTEC in Fleisch von Wildwiederkäuern weist darauf hin, dass Verbesserungen in Bezug auf die Hygienepraxis bei der Wildfleischgewinnung notwendig sind.

Die Ergebnisse belegen, dass auch pflanzliche Lebensmittel mikrobiell kontaminiert sein können. In einzelnen Proben konnten auch potentiell krankmachende Erreger nachgewiesen werden. Hohe Keimzahlen wurden z. T. von Bakterien gemessen, die für den Menschen zwar weitgehend unbedenklich sind aber Hinweise auf eine möglicherweise fäkale Kontamination der Lebensmittel darstellen.

Die Ergebnisse verdeutlichen, dass gute Hygienepraktiken auf allen Stufen der Lebensmittelkette von der Erzeugung über die Verarbeitung bis zur Abgabe an den Verbraucher konsequent angewendet werden müssen, um den Eintrag von Krankheitserregern in die Lebensmittelkette zu verhindern und Kontaminationen zu reduzieren.

Das Resistenz-Monitoring des Jahres 2012 zeigte im Vergleich zum Zeitraum 2009 bis 2011 in den meisten Bereichen keine starke Veränderung der Resistenzlage. Besorgniserregend ist aber der weitere Anstieg der Resistenzraten von *E. coli* gegenüber Cephalosporinen der dritten Generation und dem Fluorchinolon Ciprofloxacin.

Die Ergebnisse des Resistenz-Monitorings zeigen wiederum, dass es zwischen den verschiedenen Produktionsrichtungen z. T. gravierende Unterschiede gibt. Unterschiede bei der Antibiotikaanwendung wurden in der niedersächsischen Studie zum Antibiotikaeinsatz in Mastbetrieben für den Umfang des Arzneimitteleinsatzes dokumentiert (Niedersächsisches Landesamt für Verbraucherschutz und Lebensmittelsicherheit und Niedersächsisches Ministerium für Ernährung 2011). Mittlerweile liegen hierzu mehr Daten aus dem Forschungsprojekt VetCAb vor (Merle et al. 2013a, Merle et al. 2013b). Um die Beziehung zu aktuellen Trends der Resistenzentwicklung herstellen zu können, müssen diese Ergebnisse übergreifend ausgewertet und die Erhebungen regelmäßig wiederholt werden.

Verbraucher können sich vor bestimmten lebensmittelbedingten Infektionen schützen, indem sie das Fleisch gründlich durcherhitzen und eine strenge Küchenhygiene einhalten, die die Übertragung der Erreger vom rohen Fleisch auf verzehrfertige Lebensmittel (z. B. Salat) während der Speisenzubereitung verhindert. Um einer Vermehrung der Erreger im Fleisch und in bestimmten verzehrfertigen Lebensmitteln entgegenzuwirken, sollten insbesondere die Kühlketten aufrechterhalten und kurze Verbrauchsfristen festgelegt werden. Rohes Hackfleisch und rohe Fleisch- und Milchprodukte sowie bestimmte verzehrfertige Lebensmittel sollten von empfindlichen Verbrauchergruppen wie Kleinkindern, älteren und immungeschwächten Menschen und Schwangeren nicht verzehrt werden, da sie ein potentielles gesundheitliches Risiko darstellen. Das BfR hat Hinweise zur Minimierung des Risikos einer Infektion mit Campylobacter, VTEC bzw. Listerien sowie zum Schutz vor Lebensmittelinfektionen im Privathaushalt herausgegeben (BfR 2007, BfR 2009b, BfR 2011b, BfR 2012).

Das Zoonosen-Monitoring bildet eine wichtige Grundlage für Risikobewertungen und zielgerichtete weitere Untersuchungen. Die Ergebnisse geben Hinweise darauf, welche Schwerpunkte in der Überwachung zu setzen sind und liefern wichtige Informationen, die die Behörden unterstützen, geeignete Maßnahmen zur Senkung des Vorkommens von Zoonoseerregern zu ergreifen.

Mit dem übergreifenden Ziel, die Exposition des Verbrauchers mit Zoonoseerregern zu verringern, liefert das Zoonosen-Monitoring einen wesentlichen Beitrag für den gesundheitlichen Verbraucherschutz.

Literatur

Agresti, A., & Coull, B.A. (1998). Approximate is better than 'exact' for interval estimation of binomial proportions. *The American Statistician, 52*, 119–126

Argudin, M., Tenhagen, B.-A., Fetsch, A., et al. (2011). Virulence and resistance determinants of German *Staphylococcus aureus* ST398 isolates from non-human sources. *Appl Environ Microbiol, 77*, 3052–3060

Bardiau, M., Gregoire, F., Muylaert, A., et al. (2010). Enteropathogenic (EPEC), enterohaemorragic (EHEC) and verotoxigenic (VTEC) *Escherichia coli* in wild cervids. *J Appl Microbiol, 109*(6), 2214–2222

Beneke, B., Klees, S., Stührenberg, B., et al. (2011): Prevalence of methicillin resistant *Staphylococcus aureus* (MRSA) in a fresh meat pork production chain. *J Food Prot, 74*(1), 126–129

BfR (2007). Verbrauchertipps: Schutz vor Lebensmittelinfektionen im Privathaushalt. http://www.bfr.bund.de/cm/350/verbrauchertipps_schutz_vor_lebensmittelinfektionen_im_privathaushalt.pdf

BfR (2009a). Grundlagenstudie zur Erhebung der Prävalenz von MRSA in Zuchtschweinebeständen. http://www.bfr.bund.de/cm/208/grundlagenstudie_zur_erhebung_der_praevalenz_von_mrsa_in_zuchtschweinebestaenden_vorgelegt.pdf

BfR (2009b). Verbrauchertipps: Schutz vor lebensmittelbedingten Infektionen mit Campylobacter. http://www.bfr.bund.de/cm/350/verbrauchertipps_schutz_vor_lebensmittelbedingten_infektionen_mit_campylobacter.pdf

BfR (2011a). Hohe Keimbelastung in Sprossen und küchenfertigen Salatmischungen. http://www.bfr.bund.de/cm/343/hohe_keimbelastung_in_sprossen_und_kuechenfertigen_salatmischungen.pdf

BfR (2011b). Verbrauchertipps: Schutz vor Infektionen mit enterohämorrhagischen *E. coli* (EHEC). http://www.bfr.bund.de/cm/350/verbrauchertipps_schutz_vor_infektionen_mit_enterohaemorrhagischen_e_coli_ehec.pdf

BfR (2012). Verbrauchertipps. Schutz vor lebensmittelbedingten Infektionen mit Listerien. http://www.bfr.bund.de/cm/350/verbrauchertipps_schutz_vor_lebensmittelbedingten_infektionen_mit_listerien.pdf

BfR (2013). Salmonella-Bekämpfungsprogramm gemäß Verordnung (EG) Nr. 2160/2003: Ergebnisse für das Jahr 2012. www.bfr.bund.de

Bisdorff, B., Scholholter, J., Claußen, K., et al. (2012). MRSA-ST398 in livestock farmers and neighbouring residents in a rural area in Germany. *Epidemiology and Infection, 140*(10), 1800–1808

BVL (2010). Berichte zur Lebensmittelsicherheit 2009 – Zoonosen-Monitoring. http://www.bvl.bund.de/DE/01_Lebensmittel/01_Aufgaben/02_AmtlicheLebensmittelueberwachung/08_ZoonosenMonitoring/lm_zoonosen_monitoring_node.html

BVL (2011). Bericht zur Lebensmittelsicherheit 2010 – Bundesweiter Überwachungsplan, Mikrobiologischer Status von verpackten, geschnittenen Blattsalaten). http://www.bvl.bund.de/DE/01_Lebensmittel/01_Aufgaben/02_AmtlicheLebensmittelueberwachung/04_BUEP/lm_buep_Berichte_Archiv/lm_buep_Berichte_Archiv_node.html

BVL (2012). Berichte zur Lebensmittelsicherheit 2010 – Zoonosen-Monitoring. http://www.bvl.bund.de/DE/01_Lebensmittel/01_Aufgaben/02_AmtlicheLebensmittelueberwachung/08_ZoonosenMonitoring/lm_zoonosen_monitoring_node.html

BVL (2013). Berichte zur Lebensmittelsicherheit 2011 – Zoonosen-Monitoring. http://www.bvl.bund.de/DE/01_Lebensmittel/01_Aufgaben/02_AmtlicheLebensmittelueberwachung/08_ZoonosenMonitoring/lm_zoonosen_monitoring_node.html

Blanco, M., Blanco, J.E., Blanco, J., Gonzales, E.A., Mora, A., Prado, C., Fernandez, L., Rio, M., Ramos, J., Alonso, M.P. (1996). Prevalence and characteristics of *Escherichia coli* serotype 0157:H7 and other verotoxin-producing *E. coli* in healthy cattle. *Epidemiol Infect, 117*, 251–257

Brugère-Picoux, J. (2008). Ovine listeriosis. *Small Ruminant Res, 76*, 12–20

Bülte, M. (2002). Veterinärmedizinische Aspekte der Infektionen durch enterohämorrhagische *E. coli*-Stämme (EHEC). Bundesgesundheitsblatt – Gesundheitsforschung – Gesundheitsschutz 45:484–490

Bülte, M., & Heckötter, S. (1997). Vorkommen und Bedeutung von O157 und anderen verotoxinbildenden *E. coli* bei Tieren und in Lebensmitteln – Occurrence and significance of O157 and other verocytotoxigenic *E. coli* in animals and food. *Mitt Gebiete der Lebensm Hyg, 88*, 665–680

de Boer, E., Zwartkruis-Nahuis, J.T., Wit, B., et al. (2009). Prevalence of methicillin-resistant Staphylococcus aureus in meat. *Int J Food Microbiol, 134*, 52–56

ECDC, EFSA und EMEA (2009). Joint scientific report of ECDC, EFSA and EMEA on meticillin resistant Staphylococcus aureus (MRSA) in livestock, companion animals and food. http://www.efsa.europa.eu/cs/BlobServer/Report/biohaz_report_301_joint_mrsa_en.pdf?ssbinary=true. Accessed 24-7-2009

EFSA (2007). Request for updating the former SCVPH opinion on Listeria monocytogenes risk related to ready-to-eat foods and scientific advice on different levels of Listeria monocytogenes in ready-to-eat foods and the related risk for human illness1, Scientific Opinion of the Panel on Biological Hazards. EFSA Journal 599:1–42. http://www.efsa.europa.eu/de/scdocs/doc/599.pdf

EFSA (2009a). Analysis of the baseline survey on the prevalence of methicillin-resistant *Staphylococcus aureus* (MRSA) in holdings with breeding pigs in the EU, 2008. Part A: MRSA prevalence estimates. *EFSA Journal, 7*(11), 1376. http://www.efsa.europa.eu/de/scdocs/doc/1376.pdf

EFSA (2009b). Assessment of the Public Health significance of meticillin resistant *Staphylococcus aureus* (MRSA) in animals and foods. *EFSA Journal, 993*, 1–73. http://www.efsa.europa.eu/de/scdocs/doc/993.pdf

EFSA (2010). Scientific Opinion on Quantification of the risk posed by broiler meat to human campylobacteriosis in the EU. *EFSA Journal, 8*(1), 1437. http://www.efsa.europa.eu/en/efsajournal/doc/1437.pdf

Berichte zur Lebensmittelsicherheit 2012, DOI 10.1007/978-3-319-04409-5,
© Bundesamt für Verbraucherschutz und Lebensmittelsicherheit (BVL) 2014

EFSA (2012a). Technical specifications on the harmonised monitoring and reporting of antimicrobial resistance in Salmonella, Campylobacter and indicator *Escherichia coli* and *Enterococcus* spp. bacteria transmitted through food. *EFSA Journal, 10*(6), 2742

EFSA (2012b). Scientific Opinion on an estimation of the public health impact of setting a new target for the reduction of Salmonella in turkeys. *EFSA Journal, 10*(4), 2616. http://www.efsa.europa.eu/de/efsajournal/pub/2616.htm

EFSA (2012c). The European Union summary report on trends and sources of zoonoses, zoonotic agents and food-borne outbreaks in 2010. *EFSA Journal, 10*(3), 2597. http://www.efsa.europa.eu/de/efsajournal/pub/2597.htm

EFSA (2013). The European Union summary report on trends and sources of zoonoses, zoonotic agents and food-borne outbreaks in 2011. *EFSA Journal, 11*(4), 3129. http://www.efsa.europa.eu/de/efsajournal/pub/3129.htm

EUCAST. European Committee on Antimicrobial Susceptibility Testing. http://www.eucast.org

Frank, C., Kapfhammer, S., Werber, D., Stark, K., Held, L. (2008). Cattle Density and Shiga Toxin-Producing *Escherichia coli* Infection in Germany: Increased Risk for Most but Not All Serogroups. *Vector-Borne and Zoonotic Diseases, 8*, 635–644

Gantois, I., Ducatelle, R., Pasmans, F., Haesebrouck, F., Gast, R., Humphrey, T.J., Van Immerseel, F. (2009). Mechanisms of egg contamination by *Salmonella* Enteritidis. *FEMS Microbiol Rev, 33*, 718–738

Graveland, H., Wagenaar, J.A., Heesterbeek, H., et al. (2010). Methicillin resistant *Staphylococcus aureus* ST398 in veal calf farming: human MRSA carriage related with animal antimicrobial usage and farm hygiene. PLoS One 5(6):e10990

Hamedy, A., Alter, T., Schlichting, D., Ludewig, M., Fehlhaber, K. (2007). Belastung von Geflügelkarkassen mit *Campylobacter* spp. *Fleischwirtschaft, 10*, 121–124

Hartung, M., & Käsbohrer, A. (2013). Erreger von Zoonosen in Deutschland im Jahr 2011. Vol. 06/2012 Bundesinstitut für Risikobewertung, Berlin

Käsbohrer, A., Schroeter, A., Tenhagen, B.A., et al. (2012). Emerging antimicrobial resistance in commensal *Escherichia coli* with public health relevance. Zoonoses. *Public Health, 59* Suppl 2, 158–165

Käsbohrer, A., Alt, K., Schroeter, A., Dorn, C., Tenhagen, B.-A. (2011). Salmonella-Monitoringprogramme. 32–37 in Erreger von Zoonosen in Deutschland 2009. M. Hartung und A. Käsbohrer, Hrsg. Bundesinstitut für Risikobewertung, Berlin

Käsbohrer, A., Schroeter, A., Helmuth, R., et al. (2013). Salmonella prevalence in tureky flocks before and after implementation of the control program in Germany. *Agriculture, 3*, 342–361

Kastrup, N. (2011). Untersuchung zum Vorkommen Meticillin-resistenter Staphylococcus aureus entlang der Schlachtlinie und im Zerlegebereich bei der Gewinnung roher Fleischwaren von Schweinen. Dr. med. vet. Tierärztliche Hochschule Hannover

Köck, R., Schaumburg, F., Mellmann, A., et al. (2013). Livestock-associated methicillin-resistant *Staphylococcus aureus* (MRSA) as causes of human infection and colonization in Germany. PLoS One 8(2):e55040

Lassok, B., Tenhagen, B.A. (2013). From pig to pork: methicillin-resistant *Staphylococcus aureus* in the pork production chain. *J Food Prot, 76*(6), 1095–1108

Layer, F., & Werner, G. (2013). Eigenschaften, Häufigkeit und Verbreitung von MRSA in Deutschland – Update 2011/2012. *Epidemiologisches Bulletin, 2013*(21), 187–193

Le Hello, S., Hendriksen, R.S., Doublet, B., et al. (2011). International Spread of an Epidemic Population of Salmonella enterica Serotype Kentucky ST198 Resistant to Ciprofloxacin. *J Infect Dis, 204*(5), 675–684

Martin, A., & Beutin, L. (2011). Characteristics of Shiga toxin-producing *Escherichia coli* from meat and milk products of different origins and association with food producing animals as main contamination sources. *Int J Food Microbiol, 146*(1), 99–104

McCarthy, A.J., van Wamel, W., Vandendriessche, S., et al. (2012). A Staphylococcus aureus CC398 clade associated with human-to-human transmission. *Appl Environ Microbiol*

Menrath, A. (2009). Shiga-Toxin bildende *Escherichia coli* in Milchviehbetrieben Schleswig-Holsteins: Analyse von Risikofaktoren und Ausscheidungsmustern. Inaugural-Dissertation, FU Berlin, Fachbereich Veterinärmedizin

Merle, R., Mollenhauer, Y., Hajek, P., et al. (2013). Monitoring of antibiotic consumption in cattle on agricultural farms. *Berl Munch Tierarztl Wochenschr, 126*(7–8), 318–325

Merle, R., Mollenhauer, Y., Hajek, P., et al. (2013). Monitoring of antibiotic consumption in pigs on agricultural farms. *Berl Munch Tierarztl Wochenschr, 126*(7–8), 326–332

Messelhäusser, U., Beck, H., Gallien, P., Schalch, B., Busch, U. (2008). Presence of Shiga Toxin-producing *Escherichia coli* and thermophilic *Campylobacter* spp. in cattle, food and water sources on Alpine pastures in Bavaria. *Arch Lebensmittelhyg, 59*, 103–106

Metelmann, C., Schulz, K., Geldschläger-Canda, R., Plötz, S., Handrick, W. (2010). Listeriose bei Erwachsenen – Fallberichte und Literatur-Übersicht. *Wien Klin Wochenschr, 122*, 354–359

Miko, A., Pries, K., Haby, S., et al. (2009). Assessment of Shiga toxin-producing *Escherichia coli* isolates from wildlife meat as potential pathogens for humans *Appl Environ Microbiol, 75*(20), 6462–6470

Navarro-Gonzalez, N., Porrero, M.C., Mentaberre, G., et al. (2013). Antimicrobial resistance in indicator *Escherichia coli* from free-ranging livestock and sympatric wild ungulates in a natural environment (NE Spain). *Appl Environ Microbiol*

Niedersächsisches Landesamt für Verbraucherschutz und Lebensmittelsicherheit (L. V. u. L.) und Niedersächsisches Ministerium für Ernährung (2011). Bericht über den Antibiotikaeinsatz in der landwirtschaftlichen Nutztierhaltung in Niedersachsen November 2011. http://www.ml.niedersachsen.de/portal/live.php?navigation_id=27751&article_id=102202&_psmand=7

Richter, A., Sting, R., Popp, C., et al. (2012). Prevalence of types of methicillin-resistant Staphylococcus aureus in turkey flocks and personnel attending the animals. *Epidemiol Infect, 140*(12), 2223–2232

RKI (2004). Risikofaktoren für sporadische STEC (EHEC)-Erkrankungen, Ergebnisse einer bundesweiten Fall-Kontroll-Studie. *Epidemiologisches Bulletin, 50*, 433–436. http://www.rki.de/cln_048/nn_196658/DE/Content/Infekt/EpidBull/Archiv/2004/50_04, templateId=raw,property=publicationFile.pdf/50_04.pdf

RKI (2005). Campylobacter-Infektionen, RKI-Ratgeber Infektionskrankheiten – Merkblätter für Ärzte. http://www.rki.de/cln_178/nn_466816/DE/Content/Infekt/EpidBull/Merkblaetter/Ratgeber_Mbl_Campylobacter.html

RKI (2008). Erkrankungen durch Enterohämorrhagische *Escherichia coli* (EHEC), RKI-Ratgeber Infektionskrankheiten – Merkblätter für Ärzte. http://www.rki.de/nn_196878/DE/Content/Infekt/EpidBull/Merkblaetter/Ratgeber_Mbl_EHEC.html#doc200722bodyText1

RKI (2009a). Salmonellose (Salmonellen-Gastroenteritis), RKI-Ratgeber Infektionskrankheiten – Merkblätter für Ärzte. http://www.rki.de/DE/Content/Infekt/EpidBull/Merkblaetter/Ratgeber_Mbl_Salmonellose.html

RKI (2009b). Staphylokokken-Erkrankungen, insbesondere Infektionen durch MRSA, RKI-Ratgeber Infektionskrankheiten – Merkblätter für Ärzte. http://www.rki.de/cln_160/nn_504504/DE/Content/Infekt/EpidBull/Merkblaetter/Ratgeber_Mbl_Staphylokokken_MRSA.html

RKI (2010). Listeriose, RKI-Ratgeber Infektionskrankheiten – Merkblätter für Ärzte. http://www.rki.de/cln_151/nn_468498/DE/Content/Infekt/EpidBull/Merkblaetter/Ratgeber_Mbl_Listeriose.html#doc208346bodyText7

RKI (2013). Infektionsepidemiologisches Jahrbuch meldepflichtiger Krankheiten für 2012. Robert Koch-Institut, Berlin

Rosner, B., & Hiller, P. (2012). Salmonella Newport-Ausbruch in Deutschland und den Niederlanden, 2011. *Epidemiologisches Bulletin, 2012*(20), 177–184

Schaumburg, F., Kock, R., Mellmann, A., et al. (2012). Population Dynamics among Methicillin-Resistant *Staphylococcus aureus* Isolates in Germany during a 6-Year Period. *J Clin Microbiol, 50*(10), 3186–3192

Scheiring, J., Rosales, A., Zimmerhackl, L.B. (2010). Clinical practice – Today's understanding of the haemolytic uraemic syndrome. *Eur J Pediatr, 169*, 7–13

Schroeter, A., & Käsbohrer, A. (2010). Deutsche Antibiotikaresistenz-Situation in der Lebensmittelkette – DARLink. 12/2010 Hrsg. Bundesinstitut für Risikobewertung (BfR), Berlin

Schroeter, A., & Käsbohrer, A. (2012). Deutsche Antibiotikaresistenz-Situation in der Lebensmittelkette – DARLink 2009. 5/2012 Hrsg. Bundesinstitut für Risikobewertung (BfR), Berlin

Tenhagen, B.-A. (2009). Pathogene Mikroorganismen in Wildfleisch. 30–32 in Berichte zur Lebensmittelsicherheit – Bundesweiter Überwachungsplan 2008. Hrsg. Bundesamt für Verbraucherschutz und Lebensmittelsicherheit, Berlin

Tenhagen, B.-A., Alt, K., Fetsch, A., Kraushaar, B., Käsbohrer, A. (2011). Methicillin-resistente *Staphylococcus aureus* – Monitoringprogramme. 47–52 in Erreger von Zoonosen in Deutschland im Jahr 2009. M. Hartung and A. Käsbohrer, Hrsg. Bundesinstitut für Risikobewertung, Berlin

Van Cleef, B.A., Monnet, D.L., et al. (2011). Livestock-associated methicillin-resistant *Staphylococcus aureus* in humans. *Europe Emerg Infect, Diss, 17*, 502–505

van Rijen, M.M., Kluytmans-van den Bergh, M.F., Verkade, E.J., et al. (2013). Lifestyle-Associated Risk Factors for Community-Acquired Methicillin-Resistant Carriage in the Netherlands: An Exploratory Hospital-Based Case-Control Study. PLoS One 8(6):e65594

Wadl, M., Müller-Wiefel, D.E., Stark, K., Fruth, A., Karch, H., Werber, D. (2010). Enteropathisches hämolytisch-urämisches Syndrom. Sporadischer Einzelfall oder Teil eines Krankheitsausbruchs? *Monatsschr Kinderheilkd, 159*, 152–160

Wassenaar, T.M., Laubenheimer-Preuße, H. (2010). Alternative Sichtweisen: Campylobacter. *Arch. Lebensmittelhyg., 61*, 85–90

Wysok, B., & Uradzinski, J. (2009). *Campylobacter* spp. – a significant microbiological hazard in food. I. Characteristics of *Campylobacter* species, infection source, epidemiology. *Pol J Vet Science, 12*, 141–148

Zautner, A.E., Herrmann, S., Gross, U. (2010). *Campylobacter jejuni* – Die Suche nach Virulenz-assoziierten Faktoren. *Arch Lebensmittelhyg, 61*, 91–101

Zhang, M., Li, Q., He, L., Meng, F., Gu, Y., Zheng, M., Gong, Y., Wang, P., Ruan, F., Zhou, L., Wu, J., Chen, L., Fitzgerald, C., Zhang, J.Z. (2010). Association Study Between an Outbreak of Guillain-Barre Syndrome in Jilin, China, and Preceding *Campylobacter jejuni* Infection. *Foodborne Pathog Dis, 7*, 913–919